CONSIDÉRATIONS

SUR

L'ANTÉFLEXION PATHOLOGIQUE DE L'UTÉRUS

ET SON

TRAITEMENT

PAR

Le Docteur M. LÉVY

ANCIEN EXTERNE DES HÔPITAUX

ET DE

LA MATERNITÉ DE L'HÔTEL-DIEU

MÉDAILLE DE BRONZE DE L'ASSISTANCE PUBLIQUE

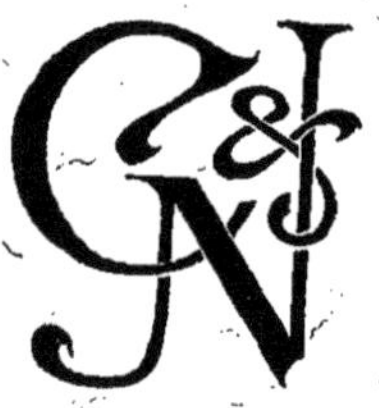

PARIS

GEORGES CARRÉ ET C. NAUD, ÉDITEURS

3, Rue Racine, 3

1897

CONSIDÉRATIONS

SUR

L'ANTÉFLEXION PATHOLOGIQUE DE L'UTÉRUS

ET SON

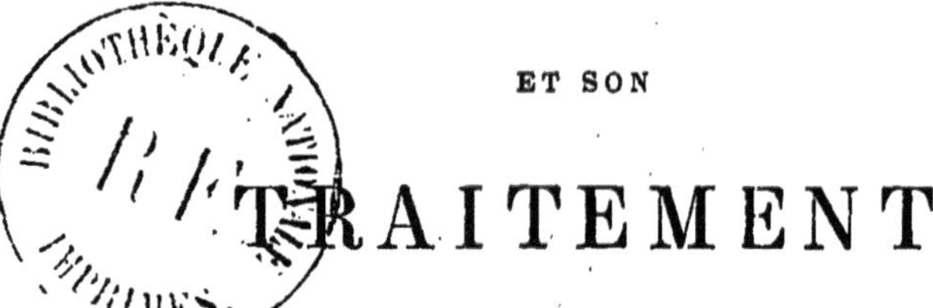

TRAITEMENT

TYPOGRAPHIE

EDMOND MONNOYER

LE MANS (SARTHE)

CONSIDÉRATIONS

SUR

L'ANTÉFLEXION PATHOLOGIQUE DE L'UTÉRUS

ET SON

TRAITEMENT

PAR

Le Docteur M. LÉVY

ANCIEN EXTERNE DES HÔPITAUX

ET DE

LA MATERNITÉ DE L'HÔTEL-DIEU

MÉDAILLE DE BRONZE DE L'ASSISTANCE PUBLIQUE

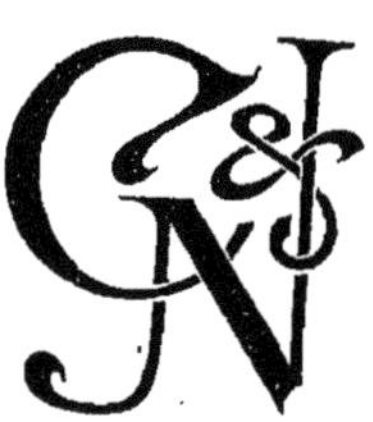

PARIS

GEORGES CARRÉ ET C. NAUD, ÉDITEURS

3, Rue Racine, 3

1897

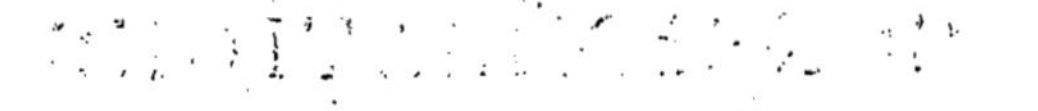

CONSIDÉRATIONS

SUR

L'ANTÉFLEXION PATHOLOGIQUE DE L'UTÉRUS

ET SON

TRAITEMENT

INTRODUCTION

L'antéflexion pathologique de l'utérus est une des questions les plus obscures et les plus complexes de la gynécologie.

Elle est obscure parce qu'il faudrait tout d'abord préciser la direction de l'utérus et établir, sur des données certaines, la situation exacte de l'organe.

Elle est complexe parce qu'il est difficile de déterminer le point de départ des lésions anatomo-pathologiques de l'affection sans risquer de s'engager dans un cercle vicieux ou encore dans un véritable labyrinthe inextricable.

Si les notions anatomiques sont encore vagues et incertaines, la faute en revient aux difficultés que l'on éprouve à reconnaître, immédiatement après la mort, l'inclinaison et la forme exactes de l'axe cervico-utérin.

En outre, les renseignements fournis par l'examen clinique ne sont pas toujours empreints d'une rigueur vraiment scientifique.

Ces causes suffiront pour expliquer comment des anatomistes et des cliniciens éminents ont pu, jusque dans ces derniers temps, émettre les opinions les plus contradictoires sur la position normale de l'utérus, et on a été jusqu'à prétendre qu'à l'état normal, l'organe était situé en rétroversion.

Si nous inclinons à considérer une antéflexion modérée et physiologiquement variable comme la condition normale de l'utérus, il n'en est pas moins vrai que certains troubles fonctionnels peuvent se rattacher à la canalisation défectueuse de l'utérus, consécutive à l'exagération de l'angle de flexion en avant, et surtout à la rigidité de cet angle qui ne se laisse pas aisément réduire.

Que l'antéflexion donne lieu à des accidents morbides, le fait n'est pas douteux, et il n'en faut pour preuve que l'heureuse et prompte disparition de ces complications, consécutive au redressement de l'axe cervico-utérin et au maintien de la canalisation normale de la matrice.

L'antéflexion ne peut-elle pas être produite par des causes extra-utérines ?

Dans ce cas, mérite-t-elle d'être considérée comme une entité morbide ou bien n'est-elle simplement qu'une déviation sans importance et secondaire à des lésions qui dominent la scène au point de vue étiologique et symptomatique ?

On verra les idées de Schultze sur ce point spécial.

A côté de l'antéflexion pathologique on a rangé les antéflexions dites congénitales.

Sans doute certaines flexions sont dues à la persistance, chez l'adulte, de la forme et des caractères de l'utérus infantile, mais pour être *d'origine congénitale*, cet infantilisme n'en est pas moins sous la dépendance d'un arrêt de développement, provenant lui-même de causes étiologiques spéciales, qui donnent lieu, en dernier ressort, à des lésions portant sur le parenchyme utérin.

A un autre point de vue, il n'est pas possible d'envisager l'antéflexion utérine *per se*, comme une entité morbide ; on est forcément amené à l'envisager dans ses rapports avec la dysménorrhée et la stérilité.

Difficile problème que celui qui se pose dans ces conditions au clinicien, au thérapeute et au chirurgien !

Dans quelles proportions et jusqu'à quel point la stérilité et la dysménorrhée sont-elles sous la dépendance de la flexion exagérée de la matrice ?

La dysménorrhée est-elle tributaire de l'obstruction créée à l'angle de flexion ?

La stérilité doit-elle être attribuée à l'antéflexion ou est-elle le résultat d'un état complexe dont l'antéflexion est, elle même, une simple manifestation ?

La solution de ces différentes questions n'est pas encore trouvée d'une façon définitive, et notre but sera atteint si nous parvenons à bien poser les termes du problème qui exerce la sagacité des gynécologistes depuis un siècle environ.

Sans aucun doute, dans des conditions qu'il nous reste à déterminer et à préciser, l'antéflexion entre pour une part plus ou moins prépondérante dans le complexus symptomatique que nous décrirons dans le cours de ce travail. Si nous en voulions une preuve immédiate, nous la trouverions dans la multiplicité des tentatives opératoires dirigées contre l'antécourbure anormale de l'axe utérin.

Ces diverses interventions seront longuement passées en revue et décrites d'après des renseignements puisés aux sources mêmes dont nous avons tenu à reproduire certains passages, parfois très étendus.

Le nombre des opérations qui ont été proposées, exécutées puis abandonnées après insuccès thérapeutique, prouve que malgré l'initiative des gynécologistes, on n'est pas encore parvenu au résultat visé.

Dans ces dernières années, sous l'impulsion d'un jeune et distingué gynécologiste bordelais, les tiges intra-utérines ont repris un regain d'actualité et une vogue qui nous semble légitime.

Il en sera longuement question dans ce travail et nous nous attarderons dans des détails qui ont leur importance, car le pessaire intra-utérin, manié suivant une technique déterminée et associé à d'autres interventions peu graves, est susceptible de combattre avantageusement l'antéflexion.

Ce petit appareil peut rémédier aux troubles dysménorrhéiques, et rendre la fécondité à une catégorie encore assez nombreuse de femmes qui souffrent physiquement et moralement, non seulement de leur état de santé, mais surtout de cette sorte d'infériorité causée par l'impossibilité où elles se trouvent de s'assurer une descendance, une joie dans le foyer désert et de donner des citoyens utiles à la Patrie.

*
* *

Avant d'aborder notre sujet, nous tenons à exprimer nos sentiments de gratitude aux Maîtres éminents qui ont bien voulu guider nos études dans les hôpitaux de Paris.

Nous adressons tout d'abord un respectueux hommage à la mémoire de nos regrettés Maîtres le professeur Germain Sèe dont nous serons toujours fier d'avoir été l'élève à l'Hôtel-Dieu (1891), et le professeur agrégé Hanot (Hôpital St-Antoine), dont l'éloquence si vibrante au lit du malade, la paternelle affection, le dévouement à toute épreuve qu'il nous a toujours témoignés, laisseront un souvenir ineffaçable dans notre cœur. Nul mieux que lui pouvait nous apprendre à connaître et à aimer la profession médicale.

Jetant un coup d'œil en arrière pour revivre ces années écoulées dans les hôpitaux, nous avons à remercier tout d'abord nos premiers Maîtres en chirurgie, MM. les professeurs Duplay, Tillaux et M. Polaillon.

L'année que nous avons passée à la clinique Médicale de l'Hôtel-Dieu nous a permis d'apprécier les nombreuses marques d'amitié que nous a témoignées M. Pignol, chef de clinique du professeur G. Sée. Nous avons eu maintes fois l'occasion de mettre à profit ses savants conseils ; notre affection et notre dévouement lui sont acquis.

Nous avons eu l'honneur envié d'être l'élève de M. le professeur Lannelongue à l'Hôpital Trousseau (1892). Ses brillantes leçons nous ont fait acquérir des notions précieuses pour le traitement des ostéo-arthrites tuberculeuses de l'enfance. Qu'il nous permette de lui adresser l'expression de notre gratitude.

Que notre cher Maître, M. Jalaguier reçoive une marque spéciale de reconnaissance. Il nous a familiarisé avec la chirurgie infantile, nous a témoigné la plus bienveillante sympathie en nous guidant la main dans nos premières opérations, et l'année que nous avons passée avec lui à l'Hôpital Trousseau a été trop courte.

M. le professeur Le Dentu a été notre dernier Maître en chirurgie à la clinique de Necker (1893). Clinicien consommé, Maître excellent, il nous a donné de nombreuses marques d'estime et a bien voulu nous montrer combien nous avons le droit d'être fier de sa haute protection en acceptant la présidence de notre thèse. Que ce Maître éminent veuille bien recevoir ici l'assurance de nos sentiments reconnaissants et dévoués en même temps que nos remerciements respectueux.

Grâce à MM. Boissard et Varnier nous avons pu acquérir, à la Maternité de l'Hôtel-Dieu (1895), les connaissances nécessaires à l'art des accouchements. Nous prions ces deux Maîtres de vouloir bien recevoir nos sincères remerciements.

A notre cher Maître M. Lyot, nous devons une place à part. L'extrême amabilité avec laquelle il nous accueillit à la clinique chirurgicale de Necker, les marques incessantes d'intérêt et de sollicitude qu'il nous a toujours prodiguées en dehors de l'hôpital ou dans des circonstances douloureuses, en font un des Maîtres pour lesquels nous avons et aurons toujours le plus de reconnaissance, et mieux encore, un ami véritable qui a le droit à notre plus sincère affection.

C'est un véritable plaisir en même temps qu'un devoir pour nous d'inscrire en tête de ces pages le nom de notre cher Maître M. Pichevin; il nous a mis aux prises avec les difficultés de la pratique gynécologique, nous a fait l'honneur de nous comprendre parmi les collaborateurs de la *Semaine Gynécologique*, nous a aidé de ses conseils éclairés pour la rédaction de ce travail après en avoir été l'instigateur, et nous a permis de trouver, dans son intimité charmante, la plus large hospitalité. Nous sommes heureux de lui exprimer toute notre reconnaissance et notre dévouement.

Nous tenons également à exprimer nos remerciements à M. le Dr Béclère dont les conseils éclairés et les gages d'amitié nous ont été prodigués sans restriction, ainsi qu'à MM. Paul Thiéry et Henri Brodier, nos premiers Maîtres au pavillon de dissection, qui n'ont épargné ni leur patience, ni leur érudition, pour nous faire acquérir des notions anatomiques marquées au coin de la précision la plus rigoureuse.

Nous n'aurons garde d'oublier notre excellent collègue et ami Le Roy des Barres, dont le dévouement ne s'est jamais démenti. Son concours sympathique nous a été d'une grande utilité pour déchiffrer les textes Allemands et c'est de grand cœur que nous lui exprimons notre gratitude.

Quant à nos figures, elles sont dues au crayon de M. Georges Ballot, jeune peintre rempli de talent qui a bien voulu nous consacrer gracieusement de longues heures pour reconstituer des dessins et composer plusieurs figures originales sans autre indication que des croquis informes. Nous lui adressons avec le plus vif plaisir nos sincères remerciements.

ANATOMIE

Parmi les déviations utérines, l'antéflexion est peut-être celle qui a soulevé le plus de discussions, voire même le plus de controverses dans les sociétés savantes, alors que les noms illustres des adversaires en présence, pour ne citer que ceux de Velpeau, Cruveilher, Verneuil, Cusco, Depaul, Gosselin, pourraient faire supposer de prime abord, que la lumière ne devait pas tarder à jaillir sur la question.

Considérée par les uns comme une condition anatomique normale, par les autres, comme un état pathologique responsable de désordres parfois très graves dans la sphère génitale de la femme, l'*antéflexion pathologique*, ne saurait recevoir une définition précise en l'absence de notions anatomiques exactes sur la situation, la forme et la direction normales de l'utérus.

Que l'on admette avec Courty que l'organe « puisse rester à sa place et dans la direction qui lui est propre » ou que l'on reconnaisse que la flexion implique un changement non seulement dans la forme, mais encore dans la direction sinon de la totalité, au moins d'une partie de l'axe utérin, il n'en reste pas moins nécessaire de préciser la direction et la forme de cet axe.

Mais ici encore la question se pose très ardue à cause de la divergence d'opinions qui règne parmi les auteurs. « Que l'on prenne l'utérus, dit Charpy (51), vide ou plein, fœtal ou adulte, vierge ou multipare, et qu'on le suppose en position quelconque sur un arc de cercle de 90° allant de la verticale à l'horizontale, cette position a été réellement observée et affirmée comme étant la position normale. »

Nous croyons donc utile, pour plus de clarté, de nous borner à étudier la situation de l'utérus considéré comme un organe situé sur la ligne médiane, en négligeant les positions *excentriques* ou *extra-médianes* de même que les torsions et les inclinaisons latérales ou *déclinaisons* signalées par Charpy.

Nous insisterons également fort peu, sur la position de l'utérus, chez le fœtus et dans la première enfance, en reconnaissant avec Doléris « que l'organe n'a acquis ses dimensions, ses rapports, ses ligaments, son attitude définitive qu'à la puberté, et que jusque là il est rudimentaire, souvent informe, et en tous cas très incomplet. »

*
* *

Il n'est peut-être pas inutile de rappeler, au début de cette étude, que l'axe du détroit supérieur, représenté par une perpendiculaire abaissée par le milieu du plan du détroit supérieur, est oblique de haut en bas et d'avant en arrière, et que telle est aussi la direction de la partie initiale de l'axe de l'excavation,ligne fictive qui traverse le petit bassin en gardant la ligne médiane et en restant toujours également distante des parois de la cavité.

Ceci posé, nous pouvons passer en revue les différentes théories émises, en les groupant sous trois chefs principaux, suivant que l'axe de l'utérus est confondu avec l'axe du détroit supérieur ou qu'il s'incline sur celui-ci plus ou moins, soit en avant, soit en arrière.

A. — L'utérus est dans l'axe.

D'après Cruveilher, l'axe longitudinal de l'utérus, obliquement dirigé en bas et en arrière, se confond avec celui du détroit supérieur et fait avec l'axe du vagin un angle obtus ouvert en avant. Telle serait la direction générale de l'axe. Cruveilher fait remarquer de plus qu'il n'est pas rectiligne, mais « qu'il forme vers la partie moyenne une courbe plus ou moins régulière à concavité antérieure » ; cette courbure ou *flexion* est surtout marquée (Malgaigne) lorsque la vessie est vide, et diminue à mesure que le réservoir est distendu par l'urine. L'état de réplétion ou de vacuité du rectum peut produire un effet inverse.

Sappey admet aussi que la direction de l'utérus varie suivant le degré d'ampliation de la vessie. « Si la vessie est vide, l'utérus s'incline en avant ; la base du cône, qui était tournée vers l'ombilic, s'abaisse vers l'hypogastre ; le sommet se porte vers la concavité du sacrum..... la matrice forme avec le vagin un angle droit »

Lorsque la vessie est pleine « l'axe s'incline de haut en bas et d'arrière en avant, et tend à se confondre avec celui du vagin dans l'état de dilatation extrême ». En ce qui concerne la forme, Sappey reconnaît que l'utérus présente quelquefois sur sa face antérieure, une incurvation que certains auteurs ont dénommée *antéflexion*, mais ce serait là une condition assez rare et le plus souvent l'axe du col serait situé sur le prolongement de celui du corps. L'axe de l'utérus pendant la vie, rectiligne à l'état normal, pourrait subir des inflexions curvilignes ou angulaires par la pression qu'exercent sur lui les organes voisins, mais « ces inflexions sont momentanées, et si on les trouve persistantes après la mort, cela tient simplement à la rigidité cadavérique de la matrice. »

Richet professe que chez les nullipares et les multipares l'utérus est ordinairement « plus ou moins régulièrement incurvé en avant, et son axe semble suivre la direction du canal pelvien ».

Tillaux donne à l'utérus une direction qui se confond presque avec l'axe du détroit supérieur.

A l'étranger, Freund, Pirogoff, Meadows décrivent au canal utérin un trajet rectiligne, son axe se confondant avec celui du détroit supérieur.

Barnes, en admettant que l'utérus est suspendu dans la partie supérieure de la cavité pelvienne, de manière que le fond soit au niveau du plan du détroit pelvien, que son inclinaison coïncide presque avec celui de l'entrée de l'excavation, et qu'il flotte entre la vessie et le rectum, à mi-chemin à peu près entre la symphyse pubienne et le sacrum, mais cependant un peu plus près de la symphyse, croit avoir assigné une position suffisamment vraie en clinique.

Gaillard Thomas définit la position normale, *une légere antéversion*, l'axe du corps correspondant avec celui du détroit supérieur, représenté par une ligne étendue de l'ombilic, ou un peu au dessus, jusqu'au coccyx.

Macan reconnaît avec Grailey Hewitt que le canal utérin se dirige d'abord en haut dans la direction de l'axe pelvien, et que plus haut il s'incline légèrement en avant, mais si peu que le canal de la cavité du col et celui du corps forment pour ainsi dire une ligne droite. La situation de l'axe de l'utérus coïncide presque avec une ligne étendue de l'angle sacro-vertébral à l'anus, l'utérus lui-même étant placé presque perpendiculairement dans le pelvis, le degré de mobilité de l'utérus étant juste évalué à un pouce et demi. L'antéversion n'augmente pas lorsque la vessie se vide, si l'utérus possède sa tonicité musculaire, car à ce moment les intestins descendent et remplissent plus ou moins le vide créé dans la cavité pelvienne par la « *systole vésicale* ».

Marion Sims, Kœlliker, Langer placent l'utérus en «*position médiane* », l'utérus occupe presque le centre de l'excavation en se rapprochant toutefois un peu plus du sacrum que du pubis. Son axe longitudinal fait un angle droit avec celui du vagin, le museau de tanche pointant vers le sommet du coccyx. La distension du rectum et de la vessie peuvent modifier cette direction dans une certaine mesure et temporairement ; l'utérus peut ainsi s'incliner en avant de 25 à 30 degrés, sans qu'il en résulte une déviation.

En résumé, nous voyons que d'après tous ces auteurs l'utérus est dans l'axe et leurs opinions ne diffèrent que sur la mobilité plus ou moins grande de l'organe et le trajet du canal utérin, considéré par les uns comme absolument rectiligne, par les autres comme décrivant une légère anté-courbure qui se traduit extérieurement par une concavité très légère de la face antérieure de l'utérus, en rapport avec la face postérieure de la vessie.

C'est ici que nous rencontrons l'opinion diamétralement opposée de Verneuil et Boullard, point de départ de luttes académiques mémorables.

Verneuil (316) vient dire à la Société Anatomique de Paris que « chez tous les fœtus le corps et le col forment un angle droit, saillant en arrière, et que cette antéflexion se retrouve encore à peu près constamment chez les femmes qui n'ont pas conçu.

L'année suivante, Boullard (38) déclare dans sa thèse inaugurale que l'état normal de l'utérus est l'antéflexion, condition regardée jusque là comme pathologique ; l'axe du corps est presque horizontal, le col seul ayant la direction généralement indiquée, c'est-à-dire celle de l'axe du détroit supérieur. Boullard croit que l'erreur des anatomistes provient de ce qu'ils ont généralement examiné des utérus de multipares, et la grossesse aurait précisément pour effet de redresser l'utérus normalement antéfléchi. Cette doctrine devait rallier un certain nombre de partisans, tels que Follin, Aran (8), Cazeaux, Bernutz, Gosselin, Panas (224) Crédé (62).

Cependant Cusco (65), tout en admettant chez le fœtus et la jeune fille une flexion antérieure normale, due à un léger excès de la paroi postérieure en étendue et en épaisseur, soutient qu'à l'époque de la puberté il se produit un redressement du corps sur le col par le développement régulier de ses parois, et qu'à partir de ce moment, le redressement s'achève progressivement, alors même que la femme resterait nullipare.

Tel n'est pas l'avis de Goupil, pour qui l'établissement de la menstruation, loin de faire disparaître la concavité antérieure de la matrice, tend au contraire à l'exagérer.

En 1854, Depaul (72) dit qu'à l'autopsie on ne trouve presque jamais la direction normale de l'utérus, attendu que l'organe a été refoulé, déplacé par la masse intestinale engagée dans le petit bassin, par la présence de gaz dans le tube digestif, par le retrait des parois abdominales ; à l'appui de cette assertion, il rapporte les résultats des deux autopsies pratiquées l'une sur une jeune fille vierge de vingt ans, l'autre sur une femme multipare. Dans les deux cas, l'utérus était abaissé, repoussé en avant et antéfléchi ; sur le fond et la partie supérieure de l'organe on pouvait voir l'empreinte bien nette de trois anses intestinales, avec des fossettes correspondant à ces anses, et des crêtes saillantes répondant à leur intervalle, dépressions et crêtes démontrant bien l'influence exercée par la masse intestinale ; dans les deux cas, l'utérus enlevé fut très facilement redressé et demeura dans cette position sans aucune tendance à se replacer en antéflexion.

Depaul arrive donc à cette conclusion : les déviations constatées à l'autopsie sont un effet purement cadavérique, et pour connaître la direction normale de l'utérus, c'est sur la femme vivante qu'il faut l'étudier ; presque toujours, chez les femmes nullipares, on trouve l'utérus parfaitement droit.

Aran (8) reprend bientôt dans une longue étude les idées de Cusco. « M. Cusco, dit-il, est, à ma connaissance, le seul auteur qui ait eu la pensée que le redressement du corps sur le col pouvait être le résultat du développement des parois de l'organe ; mais M. Cusco se trompe en admettant que l'inflexion normale disparaît à l'époque de la puberté, tandis que cette inflexion persiste longtemps encore, et disparaît seulement par les progrès de l'âge et par les grossesses répétées.

Tel n'est pas l'avis de Richet (243) qui affirme avoir trouvé le plus grand nombre d'antéflexions précisément chez les multipares.

Le désaccord est, on le voit, on ne peut plus complet, surtout si l'on tient compte de l'opinion de Lala (168) qui cherche à démontrer par de nombreuses autopsies que l'utérus est presque toujours droit chez le fœtus, la petite fille et la femme nullipare, tandis que chez la femme pubère, mais multipare, ni l'antéflexion ni la rectitude ne représentent l'état normal de l'utérus, celui-ci pouvant affecter normalement et physiologiquement toutes les inflexions possibles, en avant, en arrière, ou latéralement sans que cette inflexion constitue un état pathologique.

B. — L'utérus est en antéversion.

Tel était l'état de la question lorsque Schultze, après une longue série de recherches sur la femme vivante, formula ses conclusions sur la position de l'utérus.

La palpation bimanuelle, jointe à la mensuration à l'aide du compas et de la sonde, lui ont permis de calculer l'inclinaison de l'utérus sur l'axe pelvien et d'affirmer que lorsque la femme est dans la station debout, le rectum et la vessie étant vides, l'utérus est situé presque horizontalement, son axe formant avec celui du vagin un angle droit ou presque droit.

L'utérus présente en outre une flexion antérieure et une flexibilité très prononcées chez l'enfant et la jeune fille, mais s'atténuant progressivement chez la femme pare, pour faire place en dernier lieu à une antéversion jointe à une légère antécourbure.

Le fond de l'utérus est supporté par la vessie vide, tandis que le col est maintenu en place par les replis de Douglas, fixés d'autre part à la deuxième vertèbre sacrée, véritables ligaments renforcés par des fibres musculaires qui leur ont valu le nom de *muscles rétracteurs de l'utérus.* (Luschka).

A mesure que la vessie se remplit, elle soulève graduellement le fond en haut et en arrière, et à mesure qu'elle se vide, ce dernier la suit en bas et en avant, un peu grâce à l'action de son propre poids, mais beaucoup sous l'influence de la pression abdominale qui exerce une action considérable sur le maintien de l'organe dans sa position normale.

Il en résulte « qu'un certain degré de mobilité et la possibilité de changements de position spontanés même notables, appartiennent aux caractères de la situation normale de l'utérus ».

L'utérus décrit ainsi un arc de cercle qui, d'après Schultze, atteint 48°, et lorsque, pour un motif quelconque, il se trouve fixé et incapable de suivre la vessie dans ses variations d'amplitude, cette fixité doit être considérée comme pathologique.

Ces idées rencontrent tout d'abord beaucoup d'opposition, mais elles sont dans la suite adoptées peu à peu par un grand nombre de gynécologistes.

C'est alors que Fritsch les reprend (103) avec de légères modifications au début de son travail sur les déviations utérines. Il pense que la position normale de l'utérus à l'état de vacuité de la vessie est une *antéflexion prononcée*, le col faisant avec le corps un angle voisin de 90° et qu'à l'état normal l'utérus peut être très facilement infléchi en avant ou en arrière, la rigidité étant une condition pathologique due à la métrite chronique. A mesure que la vessie se remplit, l'angle de flexion diminue graduellement et la paroi vaginale antérieure s'allonge. Lorsque la vessie se vide, le fond descend de nouveau jusqu'à venir reposer sur la symphyse pubienne.

Fritsch admet aussi des changements de position de l'utérus suivant l'attitude de la femme au moment de l'examen. Quant aux replis de Douglas, ils contribuent fort peu à maintenir l'organe en position ; le rôle prépondérant étant dévolu au tube musculaire du vagin et au plancher pelvien.

D'autres auteurs viennent dans la suite ratifier les idées de Schultze. His (142) fait des moulages sur des sujets dont les organes pelviens ont été rendus rigides par des injections d'acide chromique, et constate *l'antéversion avec antéflexion.*

Waldeyer (325) fait des recherches cadavériques sur des jeunes filles, des femmes pares ou nullipares ; il trouve toujours l'utérus en *antéversion complète*, et chez les jeunes filles, dont le col est plus rigide, en *antéflexion à angle droit.*

Schrœder admet qu'à l'état normal le fond de l'utérus regarde la symphyse, tandis que le col est tourné vers le sacrum. L'organe est légèrement courbé sur sa face antérieure, le corps et le col étant inclinés l'un sur l'autre à angle très obtus, ne variant en plus ou en moins que dans des limites fort étroites.

Cependant Bandl (de Vienne) (18) après avoir admis avec Schultze *l'antéflexion-version* normale. rencontre chez quelques multipares l'utérus non antéfléchi (la vessie étant vide), mais presque droit, c'est-à-dire dans la position indiquée normale par Marion Sims, Kœlliker, et que Langer appelle « *position médiane* ». Il en conclut donc que normalement l'utérus est dans l'axe pelvien lorsque la vessie est moyennement distendue ; lorsqu'elle est vide, il s'incline en avant et sa face antérieure devient plus ou moins perceptible au toucher vaginal sans que l'on puisse reconnaître la formation d'un angle antérieur à l'examen bimanuel. Il admet toutefois des variations individuelles, depuis une légère antécourbure jusqu'à une antéflexion prononcée, sans qu'il en résulte de troubles.

Plus récemment Mackenrodt (187) émet les théories suivantes : « Le col utérin est fixé par son appareil ligamenteux dans la position courbe antérieure, qui lui a été donnée dans son développement embryonnaire, de telle sorte que la partie supérieure de l'axe cervical se trouve dirigé vers la symphyse. L'antéflexion-version normale résulte de la *coudure du col dans lequel se trouve l'angle de flexion : le corps utérin n'est pas fléchi* sur sa face antérieure, mais seulement *incliné en avant* ; son axe est droit et continue la partie supérieure de l'axe du col. Le corps utérin n'est pas maintenu en antéversion par ses ligaments ; il obéit passivement à la direction que lui donne la partie supérieure du col. Son poids propre et la pression intra-abdominale le maintiennent dans cette situation. »

Nous voilà donc bien loin de l'opinion que professaient les anciens auteurs sur la situation de l'utérus ; mais là ne devaient pas se borner les descriptions auxquelles anatomistes et cliniciens étaient venus tour à tour apporter un trait nouveau. Il nous reste à examiner une dernière théorie, celle-ci comptant tous ses partisans parmi les anatomistes.

C. — L'utérus est en rétroversion.

En 1865, Claudius (52), professeur à Magdebourg, fait des recherches cadavériques sur des femmes congelées, et arrive à cette conclusion que l'utérus est appliqué directement contre la partie postérieure et supérieure de la paroi du bassin, à la façon des poumons contre la paroi costale. L'espace de Douglas se réduit à un intervalle linéaire dans lequel ne pénètrent jamais des anses intestinales, du moins à l'état normal. Cette théorie fut adoptée en Allemagne par un grand nombre d'anatomistes, parmi lesquels il suffira de nommer Henle, Luschka, Braune, Rudinger, Kohlraush. Tschaussow (302), moins exclusif, dit avoir trouvé l'utérus incliné en avant chez l'enfant et la femme nullipare, en arrière chez la femme multipare. De nos jours, Charpy (51) donne le résultat de ses recherches cadavériques et proclame que l'utérus normal est *rectiligne* et *incliné vers le sacrum*. D'après son expérience « la position en rétroversion de l'utérus mort, comme position habituelle, est certaine, et la position de l'utérus vivant incertaine » Il en déduit « qu'il faut pour le moment s'en tenir à la première comme représentant le type normal. »

A ce propos, nous ferons remarquer, en premier lieu, que la position en rétroversion de l'utérus mort ne peut être considérée comme la position habituelle, si l'on ajoute foi aux statistiques de de Boullard, Lorrain, Goupil, Depaul, Lala, Soudry, Aran, Richet, dont les résultats réunis et publiés par Lacroix dans sa thèse inaugurale (167) nous donnent sur 437 autopsies :

102 utérus dans l'axe du bassin, avec ou sans anté-courbure
202 antéflexions
20 rétroflexions
32 antéversions
60 rétroversions
22 déviations latérales

D'autre part, la position de l'utérus mort diffère trop souvent de celle que l'on trouve chez le vivant, pour qu'on puisse s'en tenir à la première comme représentant le type normal.

Schultze, tout en reconnaissant la rétroversion pour une position anatomique très fréquente, l'attribue à une mobilité passive de l'utérus, uniquement soumis, après la mort, à l'action de son propre poids, en l'absence de la tonicité musculaire et de la pression intra-abdominale, qui cesse avec la vie.

L. Joseph (154) explique l'erreur des anatomistes par ce fait que les cadavres qu'on leur abandonne appartiennent le plus souvent à des malades qui sont restées pendant des mois et quelquefois des années dans la position horizontale. Il a cherché à éviter ces causes d'erreur, et appuyé sur de nombreuses expériences faites sur le cadavre, il est arrivé à cette conclusion que l'utérus à l'état normal est en antéversion et non pas en rétroversion.

Cruveilher lui-même, pour donner l'avis d'un anatomiste émérite, s'exprime ainsi : « Rien ne prouve que ce que nous rencontrons sur le cadavre soit l'expression de ce qui existe pendant la vie, où la tonicité du tissus musculaire et la réplétion des vaisseaux sanguins donnent à la matrice une turgescence qui lui permet de maintenir sa forme et sa situation beaucoup mieux qu'après la mort. »

Schultze mentionne deux observations importantes publiées par Hach (124) qui à l'autopsie de deux femmes dont l'utérus, pendant la vie, était l'un en antéflexion, l'autre en antéversion, trouva l'organe respectivement en rétroflexion et en rétroversion. Rappelons enfin le fait constaté par Testut (290) et publié en 1894 : sur le cadavre d'une fille vierge, agée de 28 ans, le corps de l'utérus se présente fortement renversé en arrière, à peine séparé du sacrum par le colon pelvien distendu par des matières stercorales ; en avant de l'utérus se trouvent quatre anses intestinales remplies de matières fécales. La pièce déposée, toute congelée encore, dans un bassin rempli d'alcool, et réexaminée trois jours après, M. Testut ne fut pas peu surpris de constater que l'utérus avait complètement changé de position : « Les anses intestinales, remplies de matières fécales, qui remplissaient le cul-de-sac vésico-utérin, devenues libres après la décongélation, étaient remontées à la surface du liquide. L'utérus à son tour, débarrassé du contact de ce bloc anormal qui l'avait refoulé en arrière, s'était incliné peu à peu du côté de la vessie, et de lui-même, sans aucune intervention étrangère, avait pris la position nouvelle, son grand axe, oblique maintenant de haut en bas et d'avant en arrière, étant sensiblement parallèle à l'axe de l'excavation. »

M. Testut fait remarquer « que le sujet avait été placé, pour la congélation, dans l'attitude verticale, ce qui nous autorise à penser que la situation occupée par les viscères abdomino-pelviens était exactement la même que celles qu'ils présentaient pendant la vie. » Il en conclut que la position nouvelle prise par l'utérus dans le cas présent représente bien la position normale, c'est-à-dire « la position qu'il prend de lui-même lorsque, le sujet étant debout, le rectum à peu près vide et la vessie modérément distendue, la masse intestinale n'exerce sur lui aucune influence. »

La position en rétroversion de l'utérus mort, comme position habituelle, n'est donc pas certaine, et, le fût-elle, nous pensons que ce n'est pas là une raison suffisante pour la considérer comme représentant le type normal.

Nous nous croyons, au contraire, autorisé à déduire de cette étude que la notion de la situation normale de l'utérus, celle qui doit nous guider chaque jour au milieu des difficultés de la clinique, doit être recherchée sur le vivant, en tenant compte des pressions et des contre pressions qui agissent sur l'organe dans des directions déterminées, en un mot, de la statique pelvienne.

Celle-ci nous apprend que l'utérus est un organe éminemment mobile, dont la position varie sur le même sujet suivant le moment où on l'examine. Les changements de volume de la vessie et quelquefois aussi du rectum, le déplacement en masse des anses intestinales, l'influence de la respiration transmise par le diaphragme, la contraction des muscles de l'abdomen dans les efforts expulsifs volontaires ou involontaires, sont autant de forces qui combinent leur action pour maintenir l'organe dans une position normale, variable il est vrai, mais dont les mouvements se font généralement en avant de l'axe pelvien.

Ces mouvements sont favorisés par la laxité des ligaments larges et des ligaments ronds, aujourd'hui constatée et admise par la plupart des auteurs, et se font autour d'un axe longitudinal dont le pivot est représenté par l'isthme rendu plus fixe par les ligaments utéro-sacrés et les ligaments vésico-utérins ; (ces derniers sont décrits par Joseph comme un tissu celluleux, ferme et serré, unissant le col de l'utérus à la vessie, s'arrêtant au sphincter vésical et ne se prolongeant pas entre l'urèthre et le vagin dont les parois confondues ne forment plus qu'une seule membrane épaisse).

Ajoutons que la distension vésicale est l'origine des mouvements les plus réguliers et les plus étendus de l'utérus, s'effectuant d'après Testut « suivant un arc de cercle qui est placé dans le plan médian et qui peut atteindre, suivant les cas, de 60° à 70° ».

Inversement, et à un degré moindre, l'état de vacuité ou de réplétion du rectum produit des mouvements de l'utérus, à condition toutefois que son axe soit suffisamment rectiligne pour que le ond vienne s'appuyer sur la paroi rectale antérieure.

Mais tel n'est pas le cas habituel, et nous avons montré que l'on tend à admettre de nos jours une antécourbure normale de l'axe utérin, jointe à une flexibilité de l'organe pouvant transformer cette incurvation, sous l'action des diverses forces péri-utérines, en une véritable *Antéflexion physiologique,* plus ou moins prononcée suivant les cas, et susceptible de disparaître en même temps que la cause dont elle dérive, à moins que des altérations survenues dans la structure de l'utérus ou des tissus qui l'entourent, n'aient rendu la flexion permanente, cas où Richet la considère comme une *déviation* et Schultze comme une *condition pathologique*.

Nous formulerons donc, sous forme de conclusion, la proposition suivante :

La position normale de l'uterus est une ANTÉVERSION *d'autant plus accentuée que la vessie est plus vide, l'axe du canal pouvant affecter la rectitude, mais plus souvent une* ANTÉCOURBURE *et même une véritable* ANTÉFLEXION PHYSIOLOGIQUE.

Cette définition n'est pas conforme, sans doute, aux résultats que donne parfois l'examen cadavérique, mais tous les chirurgiens conviendront qu'elle représente la position de l'utérus telle qu'on l'observe au cours des laparotomies, la seule vraiment utile à connaître pour le clinicien.

DÉFINITION

Nous venons de voir qu'il existe un *antéflexion physiologique* dont le caractère dominant, abstraction faite du degré de flexion, est la variabilité de l'angle de flexion.

Quels sont maintenant les caractères propres à *l'antéflexion pathologique* ? Cette définition n'est pas sans présenter de grandes difficultés. En effet, dit Nélaton, prendrait-on pour point de départ les troubles fonctionnels, les souffrances accusées par les malades ? Il est incontestable que dans la plupart des cas, sinon toujours, l'état phlegmasique de l'organe de la gestation est la cause des désordres que l'on observe. Prendra-t-on le degré de la déviation ? On sait encore que celle-ci peut être portée très loin, sans pour cela constituer un état morbide ».

Invoquera-t-on avec Richet et Schultze la stabilité de la flexion ? On pourrait nous objecter que l'on a observé des flexions permanentes, *d'origine congénitale*, ne donnant lieu à aucun symptôme morbide. Nous nous arrêtons cependant à ce dernier caractère, en anticipant sur l'étude de la pathogénie pour établir que la flexion est le plus souvent rendue permanente par des causes soit intrinsèques, comme la métrite ou une rigidité anormale du parenchyme utérin, soit extrinsèques, comme la paramétrite chronique et la périmétrite. Nous définirons donc l'antéflexion pathologique, *l'exagération de l'état normal d'antécourbure, caractérisée surtout, au point de vue anatomique, par la stabilité de l'angle de flexion* (Schultze), *perceptible au doigt explorateur comme une brusque coudure* (Pozzi), *et ne se modifiant pas avec les variations d'amplitude de la vessie.*

Nous verrons, à propos du traitement, quel compte, il faut tenir des antéflexions permanentes ne se traduisant par aucun symptôme morbide.

Rappelons en outre la division classique des antéflexions utérines au point de vue étiologique, en *congénitales* et *acquises*.

Cette division est sujette à discussion, et l'on sait que pour Schultze, l'antéflexion congénitale n'est pas permanente et par suite ne peut être considérée comme pathologique.

Il y a certainement là un abus de langage, contre lequel il faut réagir pour dissiper toute équivoque dans les mots et par suite dans les idées.

L'antéflexion acquise dite *pathologique* par Schultze, est un état complexe dont les symptômes sont directement liés à des lésions péri-utérines, et qui mérite sans doute d'être considérée comme une variété distincte.

L'antéflexion dite *congénitale*, au contraire, est représentée par les auteurs comme la flexion d'un utérus présentant le type infantile, coïncidant avec une aplasie de tout l'appareil génital et se manifestant cliniquement par la dysménorrhée et la stérilité. Tout en faisant certaines réserves, que nous tâcherons de justifier ultérieurement, sur la portée du terme *congénitale*, nous ferons remarquer que, dans cette variété, des processus morbides peuvent venir altérer le parenchyme utérin et même les tissus péri-utérins, et rendre la coudure utérine permanente, en dehors de toute lésion congénitale. Mais les caractères pathologiques de l'antéflexion dérivant, dès lors, de causes surajoutées, le plus souvent identiques à celles de l'antéflexion acquise, et ces deux variétés présentant en outre un très grand nombre de caractères communs, nous les réunirons dans la même description, en ayant soin de signaler au cours de notre étude les caractères propres à chacune d'elles.

ANATOMIE PATHOLOGIQUE

La première description anatomo-pathologique nous est donnée par Ameline qui, dans sa thèse inaugurale, (7) rapporte l'observation d'un utérus courbé sur sa face antérieure, de manière à imiter la forme d'une cornue, disposition *simulant l'antéversion* et constatée par Mme Boivin sur le cadavre d'une jeune fille de 18 ans, morte d'épilepsie. Ameline fait cependant remarquer que ce cas diffère de l'antéversion en ce que le col se présente dans sa situation normale, et propose de le désigner sous le nom d'*antéflexion.*

Depuis lors, de nombreux travaux se sont succédés, et n'ont pas tardé à jeter un jour nouveau sur cette condition anatomique si longtemps confondue avec l'antéversion.

Classification.

Gaillard Thomas est arrivé, par l'examen bimanuel à établir la classification suivante :

1° *Antéflexion du corps.* L'axe du col est normal, mais le corps incliné en avant (*fig.* 2).

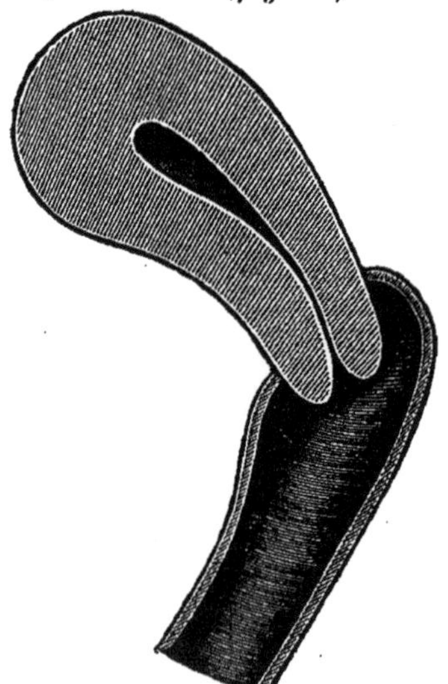

Fig. 1. — *Antéversion normale.*

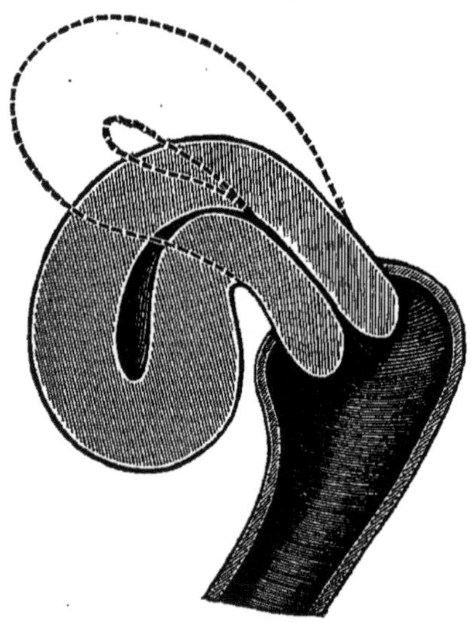

Fig. 2. — *Antéflexion du corps.*
Le corps est congestionné. Le contour pointillé indique la position normale de l'utérus.

2° *Antéflexion du col.* Le corps est normalement dirigé et le col pointe dans l'axe du vagin (*fig.* 3).

3° *Antéflexion du corps et du col.* Le col est dans l'axe du vagin, et le corps est situé plus en avant, presque parallèlement à lui, (*fig.* 4). Voici comment Féré (95) décrit cette forme, présentée par lui en 1875, à la Société Anatomique : « L'utérus, en antéflexion extrême, présente deux incurvations, l'une aux dépens du col, l'autre aux dépens du corps, de sorte qu'il a pris la forme d'un fer à cheval. Le fond, tourné directement en bas, correspond au cul de sac vésico-utérin qu'il déprime, et descend un peu au dessous

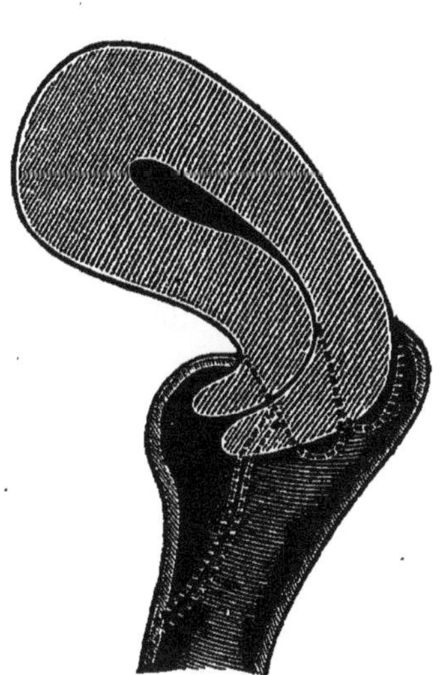

FIG. 3. — *Antéflexion du col.*
La lèvre postérieure du col présente un allongement considérable. Le contour pointillé indique la position normale du col.

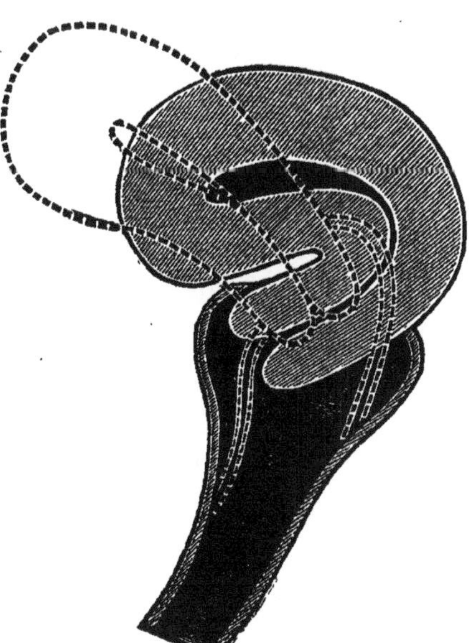

FIG. 4. — *Antéflexion du corps et du col.*
Le contour pointillé indique la forme normale de l'utérus et du vagin.

du niveau de la lèvre antérieure du col, entraînée en haut par le mouvement de bascule imprimé à tout l'organe par la chute du corps en avant. La face postérieure du corps est devenue antérieure. tandis que sa face antérieure regarde en arrière et répond à la face antérieure du col à laquelle elle est exactement parallèle. Cette déviation est maintenue irréductible par une bride celluleuse, courte et résistante, qui s'insère d'une part sur le fond de l'utérus et d'autre part sur la partie la plus déclive du cul-de-sac vésico-utérin. »

Siège de la flexion.

En ce qui ce concerne le siège de la flexion, nous avons également à considérer plusieurs variétés :

1° *La flexion porte sur le corps.* Les flexions qui se font dans la région du corps sont assez rares, et résulteraient, d'après Schultze, d'une rétraction partielle de la paroi utérine.

D'après Gaillard Thomas, la flexion du corps se produit quelquefois si haut, qu'elle est méconnue par celui qui s'attend à la trouver invariablement à l'orifice interne.

2° *La flexion porte sur le col.* Le col étant fléchi vers le milieu de sa hauteur (Cusco), la tendance de l'utérus est de se coucher parallèlement à la direction du vagin, l'orifice du col regardant en arrière et la flexion tendant à devenir complète, n'était la présence de la vessie (Routh). Cette flexion du col, décrite encore par Emmet, comme siégeant à la hauteur de l'insertion vaginale, n'est pas admise par Schultze.

3° *La flexion siège à l'union du corps et du col.* L'étranglement qui y correspond est exagéré (Aran, Cusco). Tel est aussi pour Schultze le siège typique de la flexion que l'on trouverait presque toujours à moins de 4 centimètres de l'orifice, un peu plus bas sur l'utérus infantile ou atrophié par l'âge, un peu plus haut quand il y a allongement du col.

Virchow place la flexion exactement au niveau de l'orifice interne en un point compris entre le cul-de-sac péritonéal vésico-utérin et le cul-de-sac vaginal, où la face antérieure de l'utérus, dépourvue de péritoine, est en rapport immédiat avec la face postérieure de la vessie, dont elle n'est séparée que par une couche celluleuse très lâche. C'est le point choisi par Jobert de Lamballe pour l'incision dans la cure des fistules vésico-utérines.

Angle de flexion.

L'angle de flexion offre des dimensions variables : obtus, droit, la matrice prend la forme d'une cornue (Baudeloque, Cruveilher) ; dans les cas extrêmes, l'utérus peut être exactement plié en deux.

Sommer distingue trois degrés, suivant que l'angle est obtus, droit ou aigu. D'après Wylie (337) l'angle formé par l'axe du canal cervical avec celui du corps varie normalement entre 165° et 135°, mais lorsqu'il est habituellement au dessous de 135°, on peut le considérer comme anormal. La limite d'antéflexion normale pour Fritsch (103) est de 90° ; elle est de 48° pour Schultze.

Perméabilité du canal.

Quelle que soit en réalité cette limite, l'antéflexion occasionne un rétrécissement plus ou moins prononcé du canal utérin.

Grailey Hewitt a observé parfois une sorte de dilatation de la cavité au dessus de l'angle de flexion, condition qui expliquerait les accumulations considérables de mucosités ou de produits divers de sécrétions notés par Cusco (65).

On peut aussi trouver, principalement dans les cas d'antéflexion dite congénitale, une sténose de l'orifice externe. Dans un cas observé récemment à la clinique chirurgicale de Necker par notre Maître M. le professeur Le Dentu, l'orifice externe était tellement étroit que l'hystéromètre ne pouvait y pénétrer, même en s'aidant d'une pince à abaissement pour fixer l'utérus.

La coudure de l'angle de flexion peut-elle être assez prononcée pour compromettre la perméabilité du canal ?

Lorsque les parois utérines ont conservé leur épaisseur et leur tonicité normales, les conditions seront à coup sur meilleures que lorsque les parois sont molles et relâchées, et la lumière du canal pourra ne pas être complètement oblitérée. Dans le cas contraire, les deux figures de Grailey Hewitt, reproduites ci-contre, fixeront nos idées sur ce point (137).

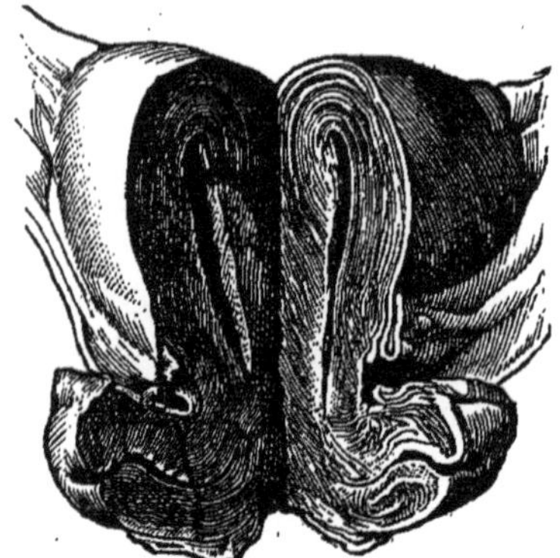

Fig. 5. — (Grailey Hewitt).
Sténose du canal utérin déterminée par l'antéflexion

La première montre la section médiane d'un utérus antéfléchi la cavité du corps et celle de la partie inférieure du col sont très évidentes, mais la partie supérieure du canal cervical paraît complètement oblitérée (fig. 5).

La deuxième diffère de la précédente en ce que deux ficelles fixées de part et d'autre sur les parois du canal cervical ont suffi pour l'entrouvrir (fig. 6).

En fait, le canal était réellement très comprimé dans le sens antéro postérieur, la paroi antérieure étant en contact immédiat avec la postérieure, et l'occlusion était donc virtuellement complète.

Grailey Hewitt fait remarquer de plus que la forme du canal, au point virtuellement fermé, n'est pas circulaire : semblable à un tube de caoutchouc que l'on comprimerait entre le pouce et l'index, il est aplati d'avant en arrière et présente, par suite, un très grand rétrécissement dans un sens et une dilatation dans le sens opposé ; non pas que cette dilatation augmente la perméabilité, mais elle facilite l'introduction d'une sonde ou d'une tente pour redresser le canal.

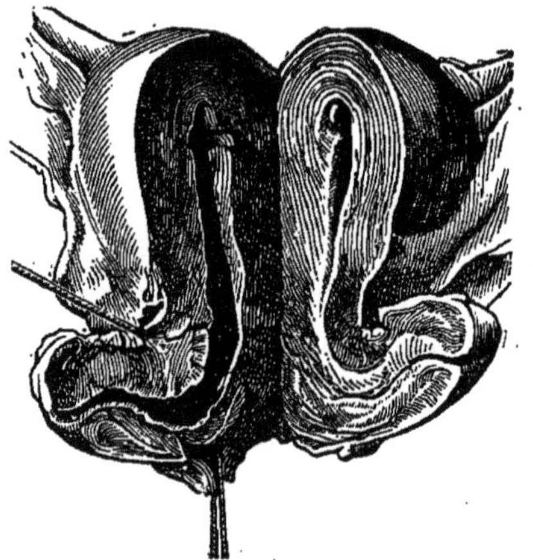

Fig. 6. (Grailey Hewitt).
La sténose du canal antéfléchi peut disparaître lorqu'on excerce une traction sur ses parois.

Cela nous explique donc comment une force expulsive aussi considérable que la contraction utérine pourra vaincre l'obstacle, ouvrir le canal au point comprimé et assurer le libre écoulement du sang menstruel. Il est également évident qu'une augmentation du degré de flexion tendrait à fermer encore davantage le canal, et nécessiterait une contraction plus énergique.

Nous pouvons donc conclure que la lumière du canal utérin, virtuellement supprimée, peut néanmoins devenir perméable, mais au prix d'un effort expulsif de l'utérus, dont la symptomatologie nous montrera les conséquences.

Consistance de l'utérus.

La consistance de l'utérus est très variable suivant la pathogénie de la flexion et les altérations survenues dans sa structure.

a) *Consistance de l'utérus normale.* L'utérus est également engorgé et plein. (Valleix). Il n'y a pas d'atrophie de la paroi antérieure. L'angle de flexion, surtout si l'antéflexion est *congénitale*, est sensiblement invariable, c'est-à-dire qu'il faut déployer un certain degré de force pour le faire varier. (Valleix, Schroeder). Tel n'est pas cependant l'avis de Schultze pour qui la raideur de l'angle de flexion serait toujours un état acquis, tandis que l'antéflexion *congénitale* serait caractérisée précisément par l'absence de rigidité. On pourrait peut-être concilier ces opinions en montrant qu'une flexion dite d'origine congénitale peut perdre sa mobilité à la suite d'une métrite intercurrente.

b) *Utérus mou* (Depaul, Virchow). L'organe est ou bien ramolli en entier et atrophique, ou bien le corps, hypertrophié et enflammé, est devenu très mobile à cause du ramollissement de la paroi antérieure, très amincie au point de flexion. Cette atrophie était souvent portée au plus haut point dans les cas observés par Virchow.

L'utérus est plié en deux, et si on le redresse, le corps retombe immédiatement après sur le col. Il y a même des cas cités par Routh (249) où la portion de l'utérus située au dessus du point de flexion semble se mouvoir sur la partie inférieure comme la prunelle de l'œil dans l'orbite ; il y a tellement de poids supérieurement et une telle absence de tonicité au point de flexion, que le fond de l'utérus, très alourdi, bascule dans la direction où se penche le corps de la femme. C'est ainsi qu'après avoir diagnostiqué une antéflexion prononcée chez une malade, il arrive que l'examen renouvelé quelques jours plus tard fasse constater une rétroflexion. On peut vérifier le fait sur l'heure en faisant prendre à la malade diverses positions : dans le décubitus dorsal avec le siège surélevé, il se produit alors une rétroflexion, dans la position génu-pectorale une antéflexion et dans le décubitus latéral une latéro-flexion. Dans ces conditions, il est vrai, l'angle de flexion n'est pas invariablement fixé, mais la mobilité très anormale n'en rend pas moins la flexion permanente, quel que soit le sens de la flexion.

c) *Utérus dur et ferme.* Il existe une certaine rigidité au point de flexion, en sorte qu'il est dfficile de le redresser avec l'hystéromètre.

d) *Utérus rigide.* Une rigidité extrême par sclérose utérine peut co-exister avec la fixation extérieure par paramétrite.

On a signalé la rétraction de la paroi utérine antérieure au point de flexion, par suite d'une endométrite survenant après la flexion et la rendant permanente (Gœlet).

Emmet explique cette rigidité par un processus analogue à celui qui se produit dans le mal de Pott après la fonte de la portion spongieuse des vertèbres ; elle résulterait d'une dégénérescence graisseuse suivie d'une résorption des tissus au point de flexion, et le degré d'incurvation serait en raison directe de la perte de substance.

Dimensions de l'utérus et de ses portions.

L'utérus antéfléchi peut prendre dans certains cas, des dimensions considérables.

Grailey Hewitt a observé chez une malade âgée de 40 ans, une hypertrophie symétrique de l'utérus tellement prononcée que l'organe, pesant 20 onces, remplissait l'excavation.

Gaillard Thomas explique la genèse de cet accroissement de volume par une influence de la flexion sur les vaisseaux sanguins analogue à celle du bandage avant la saignée; en effet, tous les vaisseaux se recourbent en même temps que l'utérus, mais les artères, à parois résistantes, demeurent perméables, tandis que les veines sont plus ou moins oblitérées. L'organe devient donc de plus en plus congestionné, les artères lui apportant sans cesse une nouvelle surcharge de sang que les veines sont incapables de reprendre.

Ed. Martin signale une antéflexion rendue fixe par une augmentation de volume de la paroi postérieure consécutive à la régression défectueuse de la portion de l'utérus où était inséré le placenta.

La paroi antérieure est quelquefois le siège d'une atrophie qui se traduit à l'examen par une atrophie très manifeste de la lèvre antérieure.

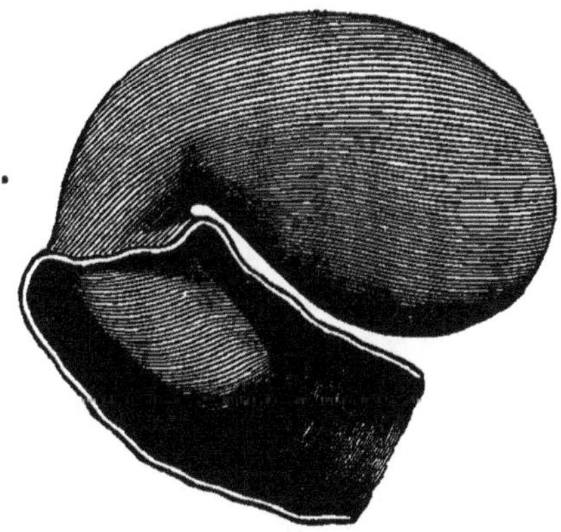

Fig. 7. — Antéflexion avec élongation conique du col (d'aprés Nott).

Mentionnons encore l'état infantile du col, qui est « long, conique, et même tapiroïde » (Pozzi) et l'élongation hypertrophique du col affectant un siège très variable. Abeille (3) l'a observée sur la portion sous-vaginale du col, sur la portion intra-vaginale, ou sur ces deux portions à la fois. Elle pourrait encore atteindre la portion sus-vaginale et une partie du globe ou bien enfin tout le col et une partie du globe.

D'après Doléris (78) cet allongement donne au col une forme conique « par prédominance de l'hyperplasie sur la lèvre antérieure qui est normalement la plus volumineuse et la plus directement influencée par la flexion. »

Lésions concomitantes.

En même temps que l'antéflexion, il n'est pas rare de rencontrer des lésions en d'autres points de la sphère génitale.

Dans l'antéflexion dite *congénitale*, on a noté l'hypoplasie de tous les organes génitaux, étroitesse du bassin, du périnée, raccourcissement et conicité du vagin, distribution conique des poils du pubis, développement de longs poils sur les aréoles des seins, sur les jambes et les avant-bras.

Mentionnons encore, comme appartenant à l'antéflexion *congénitale*, la présence d'érosions congénitales sur le col, signalées par Fischel et Penrose (225) et probablement dues au développement sur la portion vaginale du col des éléments qui normalement sont limités au canal cervical. Ces érosions seraient justiciables de l'amputation du col.

Dans l'antéflexion, en général, l'angle de flexion représente pour Doléris (78) « la charnière pathologique de l'utérus maintenu vicieusement antéfléchi ». On y trouve des *processus cicatriciels* ou des *processus atrophiques*. Doléris ajoute « Au dessus de l'éperon qui siège à l'angle de flexion, l'endométrium du corps utérin, principalement celui de la paroi antérieure qui est déclive, est le siège d'une hyperplasie qui va jusqu'à la végétation véritable. « Dans certains cas, ayant succédé à un endométrite aiguë, la végétation porte tous les caractères des processus inflammatoires francs, c'est-à-dire que le tissu de l'endometrium est transformé en *tissu de granulations* identique à celui des plaies qui suppurent. Généralement il n'en est rien, et on trouve les élements de la muqueuse simplement hyperplasiés et infiltrés de produits d'origine inflammatoire, qui n'ont pas détruit la texture générale de l'endometrium.»

Citons enfin les complications suivantes : Salpingite, ovarite, ovaires kystiques, douloureux et prolabés, pelvi-péritonite, périmétrite, cellulite.

Ces divers processus ont pu laisser des adhérences qui fixent l'utérus dans sa position anormale : paramétrite postérieure, raccourcissement des replis de Douglas (Schulze) fixant le col en arrière.

Barnier cite un cas où l'ovaire droit était fixé derrière le col de l'utérus par des adhérences celluleuses, suites de péritonite partielle. On a même observé l'utérus très antéfléchi, fixé, avec les parties voisines agglutinées en une seule masse par de vieilles adhérences serrées, vestiges d'une péritonite antérieure.

Formes rares.

A côté des formes classiques d'antéflexion, il y a lieu de considérer des variétés plus rares qui ne manquent pas d'intérêt.

Doléris signale la fréquence de l'antéversion, venant se joindre à l'antéflexion. Il admet que « l'antéversion est ici la conséquence habituelle de l'affaissement de la paroi vaginale antérieure et de la cystocèle qui en est la lésion corrélative.»

L'antéflexion peut exister en même temps qu'une rétroversion : le corps et le col sont tous deux inclinés en avant, mais l'organe tout entier est déplacé en arrière.

Si la paramétrite postérieure n'existe que d'un côté, ou prédomine d'un côté, il se fait en même temps une torsion de l'organe (Schultze). Nous retrouvons cette torsion dans la pièce présentée en 1856 par Guyot à la Société anatomique (123), montrant « en même temps que l'antéflexion, une latéroflexion à droite, de sorte que le bord gauche offre une courbure exagérée mais régulière, tandis que le bord droit présente une flexion angulaire. En conséquence de ce double mouvement, la partie supérieure du col est tordue sur son axe».

Schultze nous montre encore que si la paramétrite ne siège pas dans le bord postérieur du repli de Douglas, mais latéralement, et que la rétraction cicatricielle soit plus considérable d'un côté que de l'autre, il y a antéflexion, torsion et latéroposition combinées. C'est ce qu'on observerait surtout dans les états puerpéraux aigus.

ÉTIOLOGIE — PATHOGÉNIE

L'antéflexion compte parmi le déviations utérines les plus répandues : « Rien n'est plus fréquent, dit Velpeau, que cette disposition que j'ai rencontrée un très grand nombre de fois dans ma pratique; c'est elle qui en a imposé jusqu'ici pour des engorgements. »

D'après Emmet, elle représente 53 p. 100 des flexions ; sur une statistique de 474 cas notés par Nonat, Meadow, Scanzoni, Valleix, Grailey Hewitt, et relevés par Thomas et Mundé, il y avait 294 antéflexions avec 33 rétroflexions et 10 flexions latérales, sur un total de 337 cas. (Il est important de noter que toutes ces antéflexions étaient pathologiques.)

L'antéflexion s'observe de préférence chez les jeunes filles et chez les femmes stériles. La statistique d'Emmet nous donne les résultats suivants :

15,38 p. 100	pour les femmes	non	mariées
46,15 p. 100	—	—	stériles
38,46 p. 10	—	—	fécondes

Laroyenne (171), confirmant ce fait, admet que l'antéflexion compliquée de dysménorrhée se rencontre bien plus rarement chez les femmes qui ont eu des enfants.

C'est de 16 à 30 ans, pour un grand nombre d'auteurs, à l'époque où la vie génitale de la femme est la plus active, que se produiraient la plus part des antéflexions.

Ch. Bell White (330) croit que l'affection prend naissance au moment de l'établissement des règles, l'utérus lourd faiblissant dans sa tonicité et dans ses organes de soutien.

D'autres croient qu'elle prend souvent origine avant la puberté (Emmet), ordinairement vers la dixième année (Gaillard Thomas), sous l'influence d'une pression continue s'exerçant sur un organe dont la nutrition se trouve compromise par des causes multiples.

D'autres enfin admettent qu'elle peut se produire pendant la vie intra-utérine aussi bien que pendant le développement de l'utérus au moment de la puberté, et divisent l'antéflexion au point de vue étiologique en *antéflexion congénitale* et *antéflexion acquise.*

En ce qui concerne la première, Boullard et Verneuil pensaient que l'antéflexion normale que l'on observe chez le fœtus persiste jusqu'à l'âge adulte, et ne disparaît que par la grossesse.

Cusco (65) réfute cette opinion et admet que l'antéflexion congénitale de la première enfance est due à un léger excès de la paroi postérieure en étendue et en épaisseur.

D'après Aran « le corps de l'utérus se développe après le col, et celui-ci a déjà acquis un développement considérable que le col n'a encore que le volume d'une petite lentille, espèce de petit sac membraneux, aux parois minces, s'infléchissant avec la plus grande facilité en tous sens sur le col de l'utérus, dont la rigidité contraste avec la flexibilité du corps. L'antéflexion résulterait de la pression exercée par les organes abdominaux sur la partie molle et flexible de l'organe. » Cette condition persisterait jusqu'à la puberté, époque où le redressement du corps sur le col s'opère par le développement régulier de ses parois.

Par quel mécanisme s'opère le redressement? Aran admet que « l'utérus obéit à une loi d'accroissement graduel qui se produit aux dépens du col, dont la longueur diminue au point que la relation du corps et du col, qui est d'abord comme 3 est à 5, finit par arriver à l'égalité et même à devenir à l'avantage de la cavité du corps, qui est à la cavité du col comme 3 est à 2 » ; et il ajoute « à mesure que s'abaisse le point de jonction de la cavité du corps et du col, par le développement de plus en plus marqué de la cavité du corps, le rayon de courbure décrite par le fond de l'organe doit nécessairement s'allonger, la circonférence devenir plus grande et la courbe s'adoucir de manière à transformer l'antéflexion en antécourbure » La persistance de l'antéflexion serait due alors à une irrégularité ou à un arrêt de développement de l'une ou l'autre des parois utérines.

Nous avons vu, à propos de l'anatomie, qu'un léger degré d'antéflexion est souvent une condition normale de l'utérus, mais en admettant que la cause de l'antéflexion pathologique soit telle que l'indique Aran, ce développement anormal ne reconnaît-il lui-même aucune cause, et sommes nous autorisés à le considérer comme étant d'origine congénitale ?

Nous reviendrons sur ce point ultérieurement ; pour l'instant, examinons encore les autres facteurs étiologiques attribués à l'antéflexion *congénitale*. Virchow (321) croit que la cause première de l'antéflexion est un *raccourcissement congénital* des ligaments ronds, attirant en avant le corps de l'utérus, et produisant ainsi la flexion qui s'accuserait encore davantage par l'atrophie des tissus survenant à l'angle de flexion.

Klob (162) n'admet pas que cette cause soit suffisante pour fléchir l'utérus, étant donnée la fermeté de l'organe à l'état normal. Il ajoute encore qu'une traction exercée sur l'utérus par le raccourcissement des ligaments ou par des adhérences entraînerait nécessairement une compression sur le fond de la vessie ; celle-ci subirait à son tour une surdistension dans sa portion inférieure, repoussant le col de l'utérus en arrière, et alors le résultat ne serait pas une flexion, mais bien une antéversion.

Boullard et Verneuil attribuent l'antéflexion congénitale à la présence d'un étranglement très marqué chez le fœtus au niveau du point de jonction du corps avec le col.

Freund (102) signale, comme cause prédisposante, le développement du rectum sur la ligne médiane, disposition qu'il a exceptionnellement constatée chez le fœtus pendant la seconde moitié de la vie intra-utérine, au moment où l'intestin s'emplit de méconium. Mais ce sont là des causes secondaires, si toutefois elles existent, et dans tous les cas rien ne prouve qu'elles influent sur la persistance, chez l'adulte, d'une antéflexion au degré pathologique.

Nos connaissances actuelles sur la pathogénie de l'affection nous apprennent au contraire qu'elle est produite par des causes prédisposantes, rarement d'origine congénitale, et surtout par des causes efficientes surajoutées. Telle est l'opinion de Wylie (337), de J.-B. Swift (284) et nous concluons avec Cusco : « Les inflexions que l'on rencontre à l'âge adulte se développent ordinairement vers la puberté, plus rarement dans l'enfance, et plus rarement encore à la naissance, et par conséquent leur fréquence n'a aucun rapport avec la presque constance d'une flexion dans le jeune âge. »

Nous allons donc aborder l'étude des causes de l'antéflexion *acquise*, et pour plus de clarté, nous les grouperons sous trois chefs principaux, suivant qu'elles sont des causes d'ordre général capables d'entraver le développement normal et d'altérer la structure de l'utérus, ou qu'elles dérivent d'une lésion utérine et enfin d'une lésion péri-utérine.

Etiologie générale.

Parmi les causes prédisposantes, nous signalerons tout d'abord l'influence constitutionnelle du lymphatisme et de la scrofule auxquels se rattache souvent l'atonie des parois de l'utérus avec un certain degré de ramollissement.

Les professions qui obligent les femmes à se tenir longtemps debout (demoiselles de magasin, maîtresses d'école, etc.) à frotter, à faire des exercices violents, les influences énervantes de la vie moderne alternant entre les habitudes sédentaires et les excès de danse, sont toutes des causes qui, jointes à une alimentation insuffisante ou non réparatrice, entraînent un relâchement de la santé générale et du tissu musculaire, véritable misère physiologique, se traduisant surtout par la chloro-anémie, si fréquente chez les jeunes filles.

La tendance actuelle à développer les fonctions intellectuelles aux dépens du corps, poussée jusqu'au surmenage « pour permettre à une jeune fille de 18 ans de faire son entrée dans le monde avec une éducation libérale » (H. P. C. Wilson), achève d'amener la déchéance de l'organisme qui, au moment de la puberté, quand l'utérus se gonfle et se ramollit sous l'influence des premières règles, retentit plus particulièrement encore sur les organes générateurs, représentant alors un *locus minoris resistentiæ*.

A une époque plus avancée de la vie génitale, la tendance de plus en plus accentuée dans les milieux civilisés, à entraver les fonctions de ces organes et les précautions prises pour éviter la conception, entraînent les mêmes conséquences.

Mentionnons encore l'influence nocive des vêtements modernes et celle du corset, question si souvent agitée sans jamais recevoir de solution définitive.

D'après Gaillard Thomas, Mosely (207) le port précoce d'un corset serré et les lourdes jupes qui pendent sur les hanches ne peuvent que refouler les intestins en bas sur le corps de l'utérus, et si celui-ci est déjà incliné en avant, sa déviation s'exagère en ce sens.

Collyer s'appuie sur la plus grande fréquence de l'antéflexion chez les juives polonaises pour alléguer que la constriction du corset n'est pas nuisible.

Doléris(79) tout en admettant qu'une constriction circulaire à la base du thorax a l'effet doublement fâcheux de gêner la respiration en refoulant le diaphragme et d'imposer un surcroît de fatigue au plancher pelvien, en augmentant la tension qui s'exerce sur lui, émet l'opinion que le corset constitue pour la femme un point d'appui. « Cet appareil, dit-il, est comme une puissante attelle circulaire capable d'affermir le centre sur lequel viennent s'appuyer tous les efforts... C'est d'instinct, plus que par coquetterie, que les femmes en sont arrrivées à l'usage du corset. » Il ajoute cependant que si la compression modérée offre peu d'inconvénients, « ce serait méconnaître les faits que de ne point faire ressortir les dégâts causés par l'excès de constriction que certaines filles ou femmes s'imposent. »

Helen Betts (29) insiste sur l'influence des jupes, dont le poids joint à la constriction du corset, refoule en bas les organes pelviens, fait obstacle à la circulation du bassin et des membres inférieurs, et entraîne une congestion veineuse chronique ; d'autre part, le ballottement des jupes sur les membres inférieurs, en empêchant les mouvements actifs un peu étendus, s'oppose au développement des muscles pelviens et fémoraux. Ces griefs sont, à notre avis, des mieux fondés, et nous admettrons avec Kellog (157) que toute jeune femme à qui l'on n'a pas permis de développer librement de fort muscles abdominaux, et d'endurcir par des jeux appropriés les muscles du tronc et des cuisses lorsqu'elle était jeune fille, est un candidat aux flexions, dès qu'elle est obligée de supporter quelque surmenage physique.

La constipation est également un important facteur dans l'étiologie de l'antéflexion. La vie sédentaire des jeunes filles pendant leurs années d'études, favorise la constipation au point qu'elles peuvent rester plusieurs jours sans vider leur rectum, qui dans les cas opiniâtres, est presque constamment rempli de scybales. Il en résulte une pression qui s'exerce directement sur le col, le repoussant en avant, et produisant naturellement une flexion au dessous de l'insertion des ligaments utéro-sacrés, c'est-à-dire à l'union du corps et du col.

Cette pression, d'après Mosely, n'est pas temporaire, mais s'exerce pendant des mois entiers, en sorte que tout développement ultérieur de l'utérus est soumis à cette influence. La paroi antérieure s'atrophie au point de flexion ; la paroi postérieure acquiert un allongement anormal et la flexion devient permanente.

Abstraction faite de la constipation, les différentes causes que nous venons d'énumérer ont pour effet d'appauvrir le sang et compromettent, par suite, la nutrition du muscle utérin dont la tonicité faiblit. L'utérus aura donc une tendance à s'infléchir sous son propre poids, et il suffira d'une simple cause occasionnelle pour effectuer la flexion. Ces causes occasionnelles sont des plus variées ; on a signalé les violences directes, chutes, cahots de voitures, les accès de toux, les vomissements, les efforts pour aller à la garde-robe, pour soulever un fardeau, toutes les causes en un mot qui reportent le poids des viscères sur le corps de l'utérus. « Que la matrice soit ramollie à un certain degré, dit Velpeau (315), comme au voisinage d'une période menstruelle ou d'un accouchement, et que, pour se lever ou pour tout autre motif, la femme soit obligée de faire un effort un peu vif, un peu brusque, c'en est assez pour donner naissance à une flexion de l'utérus »

Valleix (306) a souvent vu les premiers symptômes se manifester très peu de temps après les premiers rapports sexuels, et voici comment Lacroix (167) explique cette influence du coït : « Le pénis en érection longe la paroi antérieure du vagin et vient butter dans le cul-de-sac antérieur contre le col précisément allongé chez la jeune femme nullipare, et dans les premiers temps de la copulation, il pousse fortement ce col en arrière et force le corps à basculer en avant. »

Voici donc la flexion constituée, mais comment va-t-elle devenir permanente ? C'est ici qu'intervient un nouveau facteur, la congestion passive de l'utérus, point de départ d'une foule de complications utérines et annexielles comme nous le verrons ultérieurement.

La flexion du col en avant empêche dans une certaine mesure le retour du sang par les veines utérines, et il s'établit une congestion passive du corps de l'utérus ; celui-ci rendu plus lourd, penche en avant, l'endometrium devient congestionné, la circulation en retour des trompes et des ovaires est empêchée, et fréquemment des engorgements et des prolapsus de ces organes compliquent la scène. « En admettant même, dit Mosely, que la disposition des vaisseaux sanguins de l'utérus fût propre à supprimer la congestion de l'organe, lorsqu'il existe en un point du circuit un obstacle à la circulation, le fait clinique demeure, à savoir que cette congestion ne disparaît pas ».

C'est qu'en effet la coudure de l'axe utérin n'est pas l'unique cause de la congestion passive.

Rappelons tout d'abord que dans les conditions normales les artères de l'utérus conservent leur calibre grâce à leurs fibres musculaires propres, toujours en état de contraction tonique, et aussi grâce à la contraction permanente du muscle utérin, muscle formé surtout de fibres lisses entremêlées de fibres élastiques, qui leur forment une gaîne complète. Mais ces conditions n'existent plus, par le seul fait que la flexion a pu prendre naissance à la suite de la perte de tonicité de la musculature utérine ; il s'ensuit que les vaisseaux se relâchent, la quantité de sang contenu dans l'utérus augmente, la congestion passive s'accentue davantage et agit à son tour sur la flexion.

En second lieu, la constipation, déjà mentionnée, en obstruant la circulation porte, ne tend qu'à augmenter cette congestion générale.

On sait que les veines utérines se jettent dans les iliaques primitives ; or l'iliaque, pour sortir de l'excavation, dit Lapthorn Smith (276) doit passer entre le détroit pelvien et le gros intestin, juste à l'endroit où finit l'anse sigmoïde et où commence le rectum ; lorsque le rectum est plein, la veine est comprimée entre le rectum et l'os, et le courant sanguin s'arrête comme s'il y avait une ligature ; le sang remonte dans toutes les branches de l'iliaque, et l'utérus se congestionne. Cette congestion nous ramène de nouveau au relâchement musculaire, point de départ de la flexion primitive, car des fibres nourries par du sang qui stagne sont mal nourries, et l'utérus fléchit toujours. Cette flexion ajoute encore à l'obstruction vasculaire, et le cercle vicieux recommence.

En résumé, nous voyons qu'une mollesse anormale de l'utérus, associée avec une nutrition défectueuse, chez les nullipares comme chez les multipares, précède ordinairement la flexion qui dès lors peut survenir directement après un surmenage ou une fatigue ; l'utérus fléchi et ramolli ne tarde pas à se congestionner et s'hypertrophier ; la congestion, devenue permanente, est un obstacle à la disparition de la flexion.

Signalons enfin que la congestion passive de l'utérus est un facteur important de métrite chronique, lésion que nous allons retrouver avec l'étude des causes utérines.

Causes utérines.

En dehors des tumeurs de l'utérus, corps fibreux, polypes siégeant dans la paroi antérieure, la principale cause utérine contribuant à rendre la flexion permanente et pouvant même en être la cause première est l'existence d'une métrite.

Toute métrite, aiguë ou chronique, quelle qu'en soit la cause, peut amener l'antéflexion. Lorsque la métrite envahit un utérus antéfléchi l'angle qui jusque là était variable, devient fixe.

Parmi les causes de métrite, nous avons déjà signalé l'hypertrophie congestive, dans laquelle le fond de l'utérus alourdi se dirige graduellement en bas et en avant. On peut rapprocher de celle-ci la subinvolution, menstruelle ou puerpérale, qui laisse l'organe volumineux et lourd. Nous savons qu'au moment de la puberté, dans des circonstances étiologiques particulières, l'afflux plus considérable de sang venant périodiquement surcharger les vaisseaux insuffisamment développés, produit une hyperhémie veineuse qui augmente sans cesse pour devenir bientôt permanente. Telle est l'origine de la subinvolution menstruelle et de la métrite, suivies à plus ou moins longue échéance de dysménorrhée.

L'involution est aussi plus lente à se faire après l'avortement ou dans l'état puerpéral dû à la rétention de membranes ou de cotylédons qui s'infectent.

L'habitude qu'ont les femmes de certaines classes de ne point nourrir leurs enfants contribue au même résultat. On sait, en effet, quelle influence l'excitation de la glande mammaire exerce sur les contractions utérines ; Scanzoni a réussi à produire l'accouchement prématuré au moyen de la succion artificielle et nous sommes autorisés à déduire de ce fait que l'absence des contractions utérines qui accompagne l'allaitement, retarde l'involution et peut même la rendre incomplète.

Si on considère, en outre, le retour prématuré d'une congestion périodique avec la réapparition des règles chez les femmes qui n'allaitent pas, on jugera combien ce surmenage physiologique imposé à l'utérus, après une aussi rude épreuve qu'une gestation de neuf mois, pourra contribuer à diminuer la résistance de l'organe et l'exposera, par suite, aux inflammations chroniques, alors que la dérivation amenée par la sécrétion lactée l'aiderait, au contraire, à recouvrer ses dimensions et sa consistance normales.

La métrite une fois constatée peut se généraliser en déterminant le ramollissement du tissu utérin, ou encore se circonscrire dans une portion de l'organe en hypertrophiant en quelque sorte une paroi aux dépens de l'autre ; il en résulte alors une métrite parenchymateuse partielle, donnant lieu soit à un rétrécissement, soit à une induration cicatricielle et rétractile. C'est ainsi que l'antéflexion peut survenir lorsqu'il y a eu métrite de la paroi antérieure et rétraction cicatricielle consécutive.

Abeille décrit une « élongation hypertrophique du col qui peut ne porter que sur une moitié de l'organe en largeur, comme elle peut n'atteindre qu'une moitié ou moins en longueur, mais dans toute la circonférence » et il ajoute « quand la moitié antérieure ou postérieure du col est hypertrophiée, l'autre moitié restant saine, celle-ci attire à elle la partie hypertrophiée qui s'incurve à force de tractions répétées sur elle. Si la partie correspondante du globe est en même temps hypertrophiée aussi, la moitié saine du globe et du col, conservant toute leur contractilité, exercent une action centripète plus ou moins continue, qui finit par amener une inflexion telle que la partie saine du col vient s'appliquer sur la partie saine du globe, et tout l'organe ainsi infléchi prend l'aspect d'un colimaçon. »

Doléris, Martin, Schrœder estiment que le processus inflammatoire débute souvent par un catarrhe cervical chronique. Doléris (78) insiste sur cette endométrite cervicale chronique et sur « l'allongement atrophique de l'isthme utérin qui est la charnière de l'organe et le pivot de la flexion normale ». La faiblesse anormale de l'isthme qui en résulte occasionne une antéflexion lorsque la vessie se vide, le corps de l'utérus fléchissant sous la pression abdominale.

Mais le processus inflammatoire ne reste point localisé à son point de départ cervical ; du col, il se propage aux ligaments utéro-sacrés et au péritoine du cul-de-sac de Douglas, et nous arrivons ainsi à la paramétrite postérieure, la plus importante des causes péri-utérines dont nous allons aborder l'étude.

Causes péri-utérines.

Nous ne ferons que mentionner, parmi ces causes, les tumeurs du petit bassin, tumeurs de l'ovaire et autres, qui peuvent exercer une influence dans la pathogénie de l'antéflexion en refoulant mécaniquement l'utérus, le déformant ou déterminant son atrophie.

Le plus souvent, la principale cause efficiente doit être recherchée dans les résultats d'un processus inflammatoire.

Toutes les inflammations pelviennes ont été invoquées pour expliquer la fixation de l'utérus dans sa position pathologique ; ce résultat serait dû aux phlegmons péri-utérins, phlegmons du ligament large, pelvi-péritonite, inflammations péri-utérines donnant naissance à des brides cicatricielles, qui exercent une traction sur l'utérus.

Ces inflammations ont souvent pour point de départ une endométrite, due elle-même à l'infection pendant l'accouchement ou l'avortement, à l'infection gonococcienne, ou à une poussée de lymphangite née d'une inflammation quelconque de l'appareil génital.

Les brides cicatricielles affectent des sièges très variables ; on a vu des adhérences péritonéales fixer le fond de l'uterus à la paroi abdominale et des cicatrices réunir le vagin à l'utérus qui se trouvait de la sorte abaissé, déformé et fléchi.

Pozzi (234) croit devoir rattacher le plus souvent l'antéflexion à une périsalpingite. « Les adhérences qui en résultent, dit-il, et qui fixent le col fortement en arrière, font basculer le corps en avant et en amènent la flexion au niveau de l'isthme affaibli par la métrite concomitante, tandis que le col, hypertrophié et sclérosé par une inflammation ancienne, reste rigide. »

Mais ce sont les modifications des ligaments utéro-sacrés qui jouent le principal rôle dans la pathogénie de l'antéflexion, pour Schutze, Martin, Schrœder. La rétraction inflammatoire de ces ligaments attire le col en haut et en arrière vers la deuxième vertèbre sacrée, alors que le fond de l'utérus est maintenu par le ligament large, et la portion vaginale par son insertion au vagin (Schultze).

Si alors l'isthme utérin a perdu sa tonicité musculaire, le corps se fléchit fortement en avant et ne se relève plus, attendu que la vessie trouve au devant de l'utérus toute la place qu'il lui faut pour se développer (Schrœder). Telle serait, pour ces auteurs, la cause la plus fréquente d'antéflexion pathologique, résultant elle-même de la paramétrite postérieure.

Fritsch admet avec Schultze que l'affection est fréquemment due au raccourcissement des plis de Douglas, mais il pense que ce raccourcissement n'est pas dû à de la *paramétrite*, inflammation du tissu cellulaire, mais bien à de la *périmétrite*, inflammation du péritoine, ou encore à une rétraction d'origine congénitale.

Bandl (18) croit que la rétraction des ligaments utéro-sacrés est dans la plupart des cas le résultat d'une inflammation de la muqueuse du col qui s'étend aux parties les plus proches de l'espace paramétrique, surtout en arrière et sur les côtés, et gagne le péritoine et l'espace de Douglas ; dans la pratique, on ne rencontre que rarement cette inflammation à son début, et on n'en voit le plus souvent que les résultats éloignés.

D'après Doléris, la paramétrite serait à considérer « à titre de cause mécanique » mais elle serait très contestable « à titre de lésion intrinsèque permanente de l'utérus antéfléchi ». « Et puis, dit-il, je pense qu'on a abusé étonnamment des *paramétrites*, du mot aussi bien que de la chose. Pour mon compte, j'accepte que le *paramétrite* est le processus inflammatoire siégeant dans le *tissu cellulaire qui environne l'isthme utérin seulement*. Ce processus est toujours limité, à allure lente, subaiguë, à la façon des lymphangites chroniques, et intéresse toujours le tissu utérin lui-même par contiguïté. Ces lésions, exsudatives plutôt que suppuratives, aboutissent à des infiltrations plastiques périvasculaires. Que si la lésion est franchement aiguë, le péritoine et les annexes se prennent toujours d'ordinaire, *on ne peut démêler la prédominance de la périmétrite sur la paramétrite et réciproquement.* » Doléris admet plutôt que la flexion résulte plus souvent d'une endométrite cervicale chronique « combinée à un affaiblissement général de la musculature des organes génitaux.»

Signalons enfin l'opinion émise au dernier Congrès de Gynécologie (Genève 1896) par Pecker (de Maule) au sujet de l'antéflexion que l'on observe chez les femmes chloro-anémiques, atteintes de la maladie de Glénard. Le paquet intestinal, par sa pression sur l'utérus dont la charpente musculaire n'offre pas une résistance suffisante, amène des flexions en avant en exagérant sa courbure normale. La mobilité de l'utérus liée à l'entéroptose fait que cette flexion s'accompagne d'une rotation de l'utérus à droite, laquelle amène l'ovaire droit dans le cul-de-sac de Douglas. L'antéflexion provoque à son tour la dysménorrhée ; le sang menstruel ne trouvant pas une issue assez libre, cherchera à se frayer un passage à travers les trompes, en forçant leur ouverture. Une certaine quantité de sang tombe à chaque époque menstruelle dans le petit bassin, les phénomènes réactionnels provoqués par ce sang finissent, à la longue, par créer une pelvi-péritonite surtout postérieure, à cause de la déclivité de la cavité de Douglas. De plus, chez les constipées habituelles, la présence anormale de l'ovaire droit dans le Douglas, logé comme il est entre l'intestin et la face postérieure de l'utérus, lui fait subir une pression constante et fait de lui un organe de moindre résistance. Que dans ces conditions survienne une pelvi-péritonite, tout le cortége symptomatique de cette affection viendra s'ajouter aux symptômes propres de l'antéflexion. La conclusion de Pecker est que l'entéroptose peut être considérée comme une cause pathogénique de l'antéflexion avec toutes ses conséquences.

De toute cette étude il résulte qu'il entre dans l'antéflexion pathologique une lésion fréquente, le racourcissement des ligaments utéro-sacrés succédant ordinairement à une endométrite cervicale.

Mais est-il nécessaire, pour expliquer la rétraction des ligaments, de faire intervenir la *paramétrite* ou la *périmétrite*?

Il est admis par tous aujourd'hui que parmi les moyens de fixité de l'utérus, les attaches vésico-utérines sont les seules qui méritent d'être considérées comme de véritables *ligaments*, au sens propre du mot ; tous les autres renferment des fibres musculaires signalées déjà par Richet et très bien étudiées par Ch. Rouget.

Putnam Jacoby (152) considère le parenchyme utérin comme une condensation de l'atmosphère cellulo-musculaire au milieu de laquelle l'utérus est plongé, et les ligaments comme des condensations périphériques de cette même atmosphère en continuité avec la masse centrale.

L'utérus n'est donc pas suspendu par des liens émanés du bassin osseux pour se fixer sur lui, mais de sa propre substance émanent des ramifications qui aboutissent de chaque côté à des points d'attache fixes, véritables insertions musculaires.

Cliniquement, nous voyons ces ligaments participer à tous les processus nutritifs de l'utérus, se développer en même temps que lui pendant la grossesse, subir comme lui la subinvolution puerpérale et participer aussi à l'hyperhémie veineuse qui se fait après une série de subinvolutions menstruelles, dont la conséquence est une perte de tonicité et un relâchement des fibres musculaires.

L'opération d'Alexander a fréquemment permis de constater que ces ligaments ronds peuvent subir la dégénérescence graisseuse comme les autres muscles.

Nous croyons donc pouvoir considérer le raccourcissement des ligaments utérins comme une rétraction cicatricielle, identique à celles qui s'observent dans l'utérus lui-même, et résultant d'un processus inflammatoire propagé de l'organe central jusque dans ses prolongements périphériques connus sous le nom de ligaments.

Sans nier toutefois l'action de la périmétrite et de la paramétrite, nous regardons comme accessoire et surajoutée l'influence de ces lésions, elles-mêmes secondaires à l'inflammation utérine, au même titre que le raccourcissement ligamentaire.

Lorsque la métrite est corporelle, les ligaments ronds peuvent participer au processus inflammatoire, mais, étant donné qu'ils ne peuvent attirer l'utérus au delà de sa position normale sans déplacer les ligaments larges, leur action se fera peu sentir.

Les ligaments utéro-sacrés, au contraire, plus rapprochés du siège habituel des lésions inflammatoires, ont les plus grandes chances d'être intéressés et de subir la rétraction cicatricielle consécutive à l'inflammation.

*
* *

En résumé, des causes prédisposantes ou plus souvent acquises affaiblissent la musculature de l'utérus au point que l'organe lui-même peut s'infléchir en avant, parfois brusquement, sous l'influence d'une cause occasionnelle, mais plus souvent graduellement sous la seule action de la pression abdominale.

Le parenchyme utérin ne tarde pas à présenter une congestion passive chronique, laquelle à son tour est l'origine de processus inflammatoires utérins et péri-utérins, dont le résultat est en dernier lieu la fixation de l'utérus dans sa position pathologique.

L'antéflexion est donc le résultat plutôt que la cause première des modifications pathologiques de l'utérus, mais une fois constituée, elle entraîne de nouvelles altérations morbides dans la zône utérine et péri-utérine, conditions qui ont pour effet de la rendre permanente, ou, ce qui revient au même, pathologique.

Ces complications ne sont, dès lors, que des causes secondes, la véritable source de la persistance de l'antéflexion à l'état chronique étant précisément cette antéflexion elle-même.

Nous montrerons, à propos du traitement, toute l'importance de cette assertion.

SYMPTOMATOLOGIE

Avec l'étude des symptômes nous abordons un des points les plus controversés de l'histoire de l'antéflexion utérine. Le sujet de la discussion peut se résumer en deux propositions diamétralement opposées : pour les uns, avec Bernutz, Goupil, L. Lacroix, l'antéflexion, par elle-même et par elle seule ne détermine pas de symptômes morbides, et par conséquent ne peut pas et ne doit pas être considerée comme une maladie; les autres, avec Valleix, Cusco, lui attribuent une importance de premier ordre dans la pathogénie des troubles fonctionnels que l'on observe chez les femmes qui en sont atteintes.

Nous allons donc passer en revue ces symptômes en examinant pour les plus importants, les diverses opinions émises, mais disons par avance que pour nous la question sera résolue par l'affirmative.

Il est possible, en effet, que la flexion par elle-même, en tant que lésion anatomique, ne produise aucun symptôme, et nous admettons également que les troubles morbides observés chez les femmes dont l'utérus est antéfléchi ne sont pas pathognomoniques et appartiennent pour la plupart au syndrôme utérin, mais l'étude de la pathogénie nous a montré que l'antéflexion pathologique est l'expression anatomique résultant d'un ensemble de causes pathogènes sur lesquelles elle influe à son tour en les aggravant, et nous sommes dès lors pleinement autorisés à conclure que l'antéflexion, sans être une entité morbide *per se*. n'en produit pas moins des symptômes morbides des plus caractérisés, parmi lesquels nous mettrons au premier rang la dysménorrhée qui s'accompagne le plus souvent de stérilité. Dans d'autres cas, l'antéflexion est incriminée alors qu'il y a stérilité et une tendance à l'aménorrhée.

Dysménorrhée.

Les troubles de la menstruation sont les premiers en date et ceux pour lesquels, le plus souvent, la malade se présente à l'examen du clinicien.

On apprend alors que les règles se sont établies à l'âge habituel, avec une abondance et une durée normales, mais qu'elles ont toujours été très douloureuses, la douleur semblable à des crampes commençant avant l'apparition du flux menstruel et diminuant lorsque l'écoulement est établi.

Quelle est donc l'origine de cette dysménorrhée et quels sont ses caractères ? « Il saute aux yeux, dit Velpeau, de quiconque y a un instant réfléchi, que le canal d'une matrice *coudée* doit perdre ses dimensions à l'endroit où l'inflexion s'effectue, presque toujours vis-à-vis de l'orifice interne. On devine sur le champ qu'il y aura là un obstacle pour le passage du fluide menstruel ou de toute autre nature à expulser de la cavité de la matrice. Aussi voit-on bon nombre de femmes se plaindre de douleurs, de coliques parfois fort vives dans la région utérine ou dans tout l'hypogastre aux approches des règles et même pendant toute la période menstruelle. Que de petits caillots se présentent alors au passage et il y aura des souffrances qui cessent dès que le corps étranger est expulsé » Gaillard Thomas, Müller (212) expliquent aussi la dysménorrhée par la difficulté avec laquelle le sang menstruel s'écoule de l'utérus, par suite de la flexion de l'organe, et Swift (284) insiste sur la diminution de calibre du canal, facile à constater par le passage d'une bougie, obstacle qui doit être forcé pour que le sang puisse s'écouler.

En résumé, la douleur est intermittente et précède toujours les règles. Chaque période menstruelle ressemble au travail de l'accouchement : le sang se collecte dans la cavité de l'utérus où il est retenu par l'obstruction ; la douleur cesse lorsque le flux est établi parceque le canal a été dilaté. La dysménorrhée s'observe, il est vrai en dehors d'une flexion du canal utérin, mais alors elle persiste pendant toute la durée des règles et ne cède pas à la dilatation, contrairement à ce qui a lieu dans l'antéflexion.

Cette opinion parait très soutenable, étant donné le résultat de notre étude anatomo-pathologique sur la perméabilité du canal utérin dans l'antéflexion, montrant que sa lumière virtuellement fermée peut devenir perméable grâce à un effort expulsif de l'utérus, ou en d'autres termes par une contraction utérine. On pourrait même en déduire que l'intensité de la douleur qui accompagne cette contraction doit nécessairement augmenter avec le degré de la flexion; mais il nous faut encore envisager, avant de rien conclure, une autre théorie admise par beaucoup d'auteurs, suivant laquelle la cause de la dysménorrhée ne réside pas dans la flexion, mais dans l'existence de complications de nature inflammatoire.

Herman (133) déclare même qu'il n'y a aucune évidence anatomique pour que l'antéflexion fasse obstacle au cours du sang menstruel ; la dysménorrhée serait cliniquement aussi fréquente lorsque l'utérus est antéfléchi que lorsqu'il ne l'est pas ; lorsque la dysménorrhée et l'antéflexion coïncident, l'intensité de la douleur n'aurait aucun rapport avec le degré de la courbure, et la dysménorrhée pourrait guérir sans que l'on redresse l'utérus. Il en résulte, pour cet auteur, qu'entre l'antéflexion et la dysménorrhée il n'y a aucune relation de cause à effet, mais une simple coïncidence.

Lombe Atthil (10) accorde à Herman qu'il n'y a aucune évidence anatomique pour que l'antéflexion empêche l'écoulement du sang menstruel, mais il soutient que l'antéflexion est souvent la cause primordiale de la dysménorrhée, celle-ci étant liée à l'existence d'une endométrite chronique qui ne serait pas survenue dans la plupart des cas si la flexion n'avait préexisté. Le mariage serait un facteur important dans la pathogénie de la dysmenorrhée liée à l'antéflexion. Sous l'influence de l'excitation qui accompagne les rapports sexuels, dit Lombe Atthil, une grande quantité de sang afflue vers l'utérus et les ovaires ; la muqueuse utérine devient plus conjestionnée et aux époques menstruelles elle sécrète une plus grande quantité de sang ; la congestion de la muqueuse au niveau de l'orifice interne augmente encore l'étroitesse de l'isthme, l'écoulement menstruel est retardé et il en résulte la formation de caillots dont l'expulsion sera très douloureuse. Puis vient un moment de calme, mais le même processus réapparaissant chaque fois, on voit s'établir à la longue une irritation permanente de la muqueuse utérine et l'endométrite chronique s'installe.

Griffith (123) explique de même que, sans sténose du canal, il peut y avoir une obstruction virtuelle par coaptation de ses parois due à l'état inflammatoire des tissus utérins congestionnés par la flexion.

Schultze pense que l'on a eu tort d'admettre la sténose de l'orifice interne comme une conséquence nécessaire de la flexion; la dysménorrhée ne serait pas attribuable à cette sténose hypothétique, mais à la métrite qui est une complication fréquente de la flexion.

Howitz (145) invoque de plus l'influence des phlegmasies péri-utérines, et Mundé croit que la douleur attribuée à la flexion est souvent due à un catarrhe des trompes.

Schrœder, tout en admettant l'existence, au niveau de l'orifice interne, d'une sténose capable d'expliquer les douleurs menstruelles, considère l'inflammation utérine comme la source principale des contractions douloureuses. « La dysménorrhée, dit-il, commence lorsqu'à l'époque de la puberté la première menstruation paraît. Le sang épanché dans la cavité utérine éprouve de la difficulté à s'écouler, à cause de la flexion qui existe au niveau de l'orifice interne; il faut des contractions répétées pour chasser le liquide à travers le rétrécissement. Ces contractions se traduisent par des crampes douloureuses, coliques utérines qui réapparaissent à chacune des menstruations suivantes : L'irritation sans cesse renouvelée amène alors, à la longue, un état d'inflammation chronique de l'utérus, l'organe se gonfle, est constamment hyperhémié et sensible; les contractions qui se produisent dans les tissus enflammés provoquent des douleurs plus intenses et plus longues. Finalement, la femme se trouve réduite à cet état déplorable dans lequel les douleurs prolongées et souvent d'une intensité inouie ne se suspendent plus que pendant des intervalles de quinze jours et moins encore. La moitié de la vie, et même davantage, se passe dans les souffrances. »

Nous voilà donc bien loin de cette dysménorrhée d'origine purement mécanique, survenant au début des règles pour disparaître dès que l'obstacle au flux menstruel a été vaincu, et nous voyons que la plupart des auteurs font intervenir, non sans raison, un élément inflammatoire dans la pathogénie des douleurs; mais nous croyons que cette inflammation reconnaît pour cause, outre les irritations répétées dues aux contractions utérines, les troubles dans la circulation de l'organe, déjà mentionnés à propos de la pathogénie, aboutissant à une congestion permanente et souvent même à une endométrite chronique.

La cause qui rend les contractions douloureuses étant précisément cet état inflammatoire, on ne sera pas surpris de voir la dysménorrhée persister pendant toute la durée des règles, son intensité pouvant d'ailleurs varier à l'infini suivant le degré de flexion, les caractères de l'inflammation. Les exacerbations douloureuses qui surviennent au début de la menstruation reconnaissent souvent pour cause la présence de caillots, dont l'expulsion nécessite des contractions plus violentes et par suite plus douloureuses. « La dysménorrhée, dit Laroyenne (171), s'accompagne de l'expulsion de petits caillots et de membranes caractérisant une des formes de l'endométrite membraneuse. » Cette endométrite serait caractérisée, d'après Doléris (78), par des granulations et même des végétations qu'il considère comme l'origine des épreintes « qui ont leur point de départ dans la hernie du bourrelet muqueux congestionné à travers l'orifice interne toujours très irritable dans les cas de cet ordre. »

L'endométrite est accompagnée du cortège symptomatique habituel, irrégularité et retards de la menstruation, aménorrhée, leucorrhée, ménorragies, métrorragies, symptômes qui peuvent acquérir dans l'antéflexion des caractères particuliers.

Grailey Hewitt (139) signale une leucorrhée fétide augmentant surtout pendant la semaine qui suit les règles. La fétidité serait due à la rétention et à la décomposition des produits menstruels sous l'influence de l'air qui pénètre dans le vagin et peut-être même dans l'utérus, pénétration probablement due à un appel d'air dans le vagin, causé par le degré prononcé de l'antéflexion.

Les ménorragies s'expliquent par la congestion permanente de l'utérus (Gaillard Thomas). La circulation pelvienne devenant de plus en plus obstruée, on peut voir survenir de fréquentes hémorragies qui fatiguent énormément la malade ; ou bien encore une véritable aménorrhée vient supprimer le bénéfice que procurerait aux vaisseaux engorgés une déplétion normale périodique (Mosely, 207). Vrobleski (323) rapporte un cas d'hémorragies se répétant depuis six mois pour lesquelles on fut obligé de recourir à l'hystérectomie vaginale.

— Si nous passons aux symptômes subjectifs, nous trouvons une hystéralgie parfois rebelle, caractérisée par des douleurs gravatives dans l'hypogastre et la région ovarique, avec une sensation de pesanteur intra-pelvienne. Les malades accusent d'ordinaire des irradiations douloureuses dans les reins, les lombes et la face interne des cuisses. Ces douleurs sont parfois si prononcées que la malade est obligée de demeurer étendue pour ne pas réveiller des douleurs angoissantes. « La sensibilité de l'utérus dans la marche et la station debout qui peut accompagner l'antéflexion de cet organe, dit Laroyenne, revêt souvent pendant la période menstruelle une forme des plus douloureuses. »

En dehors des règles, la difficulté de la marche est parfois très appréciable et permanente ; la malade ne peut faire quelques pas sans éprouver une grande fatigue et des douleurs, surtout accusées lorsqu'elle descend ou monte les escaliers. Ces troubles de locomotion sont désignés par John Auld (12) sous le nom de *dyskinésie utérine*. Grailey Hewitt les considère comme un des symptômes les plus précoces et les plus importants de l'antéflexion, attribuables à la congestion plus ou moins prononcée de l'utérus, dont les tissus sont distendus en certains points, comprimés en d'autres. C'est, en résumé, l'exagération de la pression au point de flexion qui serait la principale cause des douleurs.

Les douleurs ont encore fréquemment pour origine les rapports sexuels (*dyspareunia* de Barnes) pour lesquels la malade finit par avoir une véritable terreur, dont le résultat s'ajoute aux causes de la stérilité que nous allons maintenant étudier.

Stérilité.

Tous les auteurs reconnaissent que, cliniquement, la stérilité est infiniment plus fréquente lorsque l'utérus est antéfléchi que lorsqu'il est normalement dirigé, mais tous ne sont pas d'accord sur sa véritable cause.

Pour les uns, la stérilité proviendrait de l'obstacle à l'entrée des spermatozoïdes dû à l'occlusion du canal utérin au niveau de la flexion (Müller, Laroyenne).

Winn Williams (331) considère que parmi toutes les flexions utérines la principale cause de stérilité est l'antéflexion qui en produirait, à elle seule, plus que toutes les autres causes réunies. Dans les autres flexions, on pourrait voir survenir la grossesse, mais l'auteur ne se rappelle pas avoir observé un seul cas d'antéflexion aiguë permettant la conception.

Mais nous retrouvons ici encore l'opinion de ceux qui nient l'existence d'un rétrécissement du canal utérin au niveau de la flexion.

Schultze n'admet pas que la *sténose hypothétique* de l'orifice interne soit un obstacle à la fécondation et considère la stérilité comme le résultat de la métrite qui accompagne si souvent l'antéflexion.

On a également incriminé la présence de bouchons gélatineux obstruant l'orifice cervico-utérin, cas où la conception pourrait survenir après un simple cathétérisme, (128) et la réaction fortement acide des catarrhes utérins qui tuent les spermatozoïdes.

Schrœder admet qu'à la suite de catarrhes prolongés la muqueuse utérine s'altère, son épithelium vibratile est remplacé par des cellules plates, polymorphes; les glandes elles-mêmes tombent, l'implantation des villosités choriales devient difficile, et en tous cas l'ovule se trouverait dans de mauvaises conditions pour se nourrir et se développer.

En dehors des complications utérines, la stérilité pourrait avoir pour cause des lésions annexielles, atrophie des ovaires, oophorite, adhérence ou oblitération des trompes par le fait d'une périmétrite.

Holz assure qu'il suffit de faire disparaître ces complications inflammatoires pour que la conception puisse survenir, et Harisson (127) déclare que si la périmétrite ne laisse pas de lésions permanentes, la conception peut s'ensuivre, alors même que la persistance d'un tissu paramétrique cicatriciel rendrait l'antéflexion permanente.

Ces deux opinions diamétralement opposées sont sans doute l'une et l'autre par trop exclusives, et il nous semble qu'il serait possible de les concilier pour atteindre la réalité des faits.

Nous rappellerons les idées d'Emmet pour qui l'occlusion du canal utérin, très prononcée au début des règles, sous l'influence de la congestion, diminue dans la suite, et la fécondation peut avoir lieu juste avant la période menstruelle, ou même pendant cette période. Emmet s'appuie sur ce fait pour conseiller les rapports sexuels aux approches des règles ou juste avant leur terminaison, et il dit avoir observé plusieurs exemples de longue stérilité vaincue de la sorte.

D'après Schrœder, si la stérilité n'est pas la conséquence nécessaire de l'antéflexion très prononcée et des complications inflammatoires qu'elle entraîne, elle n'en est pas moins très fréquemment le résultat. « Les spermatozoïdes, dit-il, peuvent pénétrer à travers des canaux fort étroits ; on ne s'étonnera donc pas de voir des femmes ayant une antéflexion à angle fort aigu devenir enceintes. Il n'en est pas moins vrai que si la flexion au niveau de l'orifice interne ne constitue pas un obstacle infranchissable, elle rend cependant la conception plus difficile. »

Nous inclinons, par suite, à admettre que la flexion, sans empêcher absolument la conception, s'y oppose cependant dans une certaine mesure, soit par les complications inflammatoires utérines ou annexielles qu'elle entraîne, soit par elle-même en mettant un obstacle mécanique au passage des liquides.

Notre conclusion concordera donc parfaitement avec les résultats de notre étude antérieure sur l'anatomie pathologique et la pathogénie, et nous terminerons la discussion en formulant, avec Dudley (83) la proposition suivante :

La stérilité reconnaît pour cause :

1° La compression des vaisseaux sanguins à l'angle de flexion, avec obstruction consécutive de la circulation, congestion passive de l'utérus et hypersécrétion de mucosités anormales, pouvant former un bouchon muqueux épais et adhérent dans le canal cervical.

2° L'effacement, l'obstruction de la cavité utérine à l'angle de flexion, avec rétention consécutive de ces sécrétions anormales, lesquelles peuvent se décomposer et devenir une source puissante d'irritation, en sorte que la muqueuse utérine est incapable de favoriser le développement d'un ovule fécondé.

Rappelons enfin que l'on a signalé d'autres causes de stérilité, telles que l'infantilisme de l'utérus, avec sténose de l'orifice externe, la situation vicieuse du col empêchant la pénétration du sperme dans l'utérus et pour laquelle on a conseillé les rapports sexuels dans des positions spéciales, et en dernier lieu la fréquence des avortements pendant les premiers mois de la grossesse, complication de l'antéflexion pathologique sur laquelle nous aurons à revenir ultérieurement.

Symptômes de voisinage.

a) *Vessie.* — Dans les formes graves d'antéflexion il peut y avoir des phénomènes de compression sur la vessie, se traduisant par une grande irritabilité et du ténesme de l'organe, une sensation de pesanteur et des besoins fréquents d'uriner sous l'influence de la pression exercée par le corps de l'utérus sur le cul-de-sac antérieur et sur le col de la vessie. « Lorsque le corps de l'utérus est fortement infléchi en avant, dit Schrœder, et spécialement lorsqu'il est développé ou gonflé, de par la menstruation ou à la suite d'un travail d'inflammation chronique, il tend à rétrécir la cavité vésicale et provoque ainsi de fortes envies d'uriner, » (255).

Si on ajoute à cette pollakiurie la fréquence des douleurs pendant la miction, on reconnaîtra ce symptôme pour un des plus pénibles de l'antéflexion.

b) *Rectum.* — On observe également des douleurs pendant la défécation dues à l'ébranlement transmis à l'utérus par l'augmentation de la pression abdominale pendant l'effort; les malades en arrivent à retarder le plus possible le moment des garde-robes, et il en résulte une constipation opiniâtre qui contribue à augmenter la flexion, comme nous l'avons vu en étudiant la pathogénie.

Symptômes généraux.

Les grands appareils de l'économie ne tardent pas à présenter des désordres en rapport avec les troubles de l'organe de la gestation qui représente en quelque sorte, chez la femme, le centre autour duquel gravitent tous les autres systèmes.

L'anémie s'observe fréquemment, accompagnée de palpitations cardiaques, de bruits de souffle dans les gros vaisseaux et on a noté dans certains cas un état fébrile vespéral.

La respiration est dans certains cas dyspnéique; la malade se plaint d'une oppression continuelle qui augmente avec le moindre effort et peut même en imposer pour un véritable étouffement.

Muller décrit dans sa thèse inaugurale (210) la fréquence d'une toux d'origine réflexe qu'il qualifie de *toux utérine*. Cette toux, sournoise par son apparition et capricieuse dans son évolution, apparaît ordinairement sous la forme d'accès provoqués par des causes très variables, telles que les rapports sexuels, l'impression du froid, l'exercice de la parole ou les émotions morales. D'une façon générale, l'accès est constitué par des secousses expiratoires plus ou moins nombreuses; souvent la secousse est unique, brève, sèche, et réduite à son expression rudimentaire, le *hem* des Anglais.

L'appareil digestif présente des troubles encore plus accentués; l'appétit est diminué, aboli, irrégulier ou même dépravé.

Les digestions sont pénibles, douloureuses. On a noté des tiraillements douloureux d'estomac, accompagnés de sensations de défaillance pouvant aller jusqu'à la syncope.

Signalons encore la dyspepsie, attribuée par Imlach à une action réflexe dépendant du système nerveux de la vie organique, caractérisée par de la flatulence, des sensations nauséeuses, survenant à la suite de la moindre fatigue; la dilatation stomacale, la présence d'une tympanite avec nausées et vomissements pouvant simuler la grossesse.

Grailey Hewitt (136) rapporte un cas d'antéflexion accompagnée depuis six mois de suppression absolue des règles et de vomissements incoërcibles. Ce sont là des symptômes réflexes que l'on peut expliquer, de même que les vertiges, la céphalalgie, les douleurs dorsales, par la richesse d'innervation de l'utérus relié au grand sympathique par le plexus hypogastrique et à la moelle par le nerf honteux externe (Bricage). D'après Gaillard Thomas, ils auraient pour point de départ l'effet produit sur le corps de l'utérus par les troubles circulatoires.

Mais là ne se bornent pas les troubles du système nerveux, qui comprennent encore des douleurs névralgiques, *névralgie faciale* hémicrânie, odontalgie), *névralgie intercostale*, constante d'après Simpson, et siégeant habituellement sous le sein gauche, *névralgie iléo-lombaire* (Forfer), sur le trajet des nerfs génito-crural et fémoro-cutané, décrivant une courbe presque parallèle à la dernière côte et à la crête iliaqne, et pouvant se prolonger jusque dans les grandes lèvres, *coccygodynie* (Simpson et Scanzoni) et *névralgie sciatique*, par compression directe du plexus sacré en cas d'allongement hypertrophique du col (Forfer).

Poursuivant la série des troubles nerveux, nous trouvons encore la paraplégie ou la parésie des membres inférieurs, par compression du plexus sacré ou par action réflexe, des paralysies musculaires partielles et réflexes des membres supérieurs, des paralysies du rectum et de la vessie, causes de constipation ou d'incontinence d'urine par rétention, et enfin des contractures et des convulsions épileptiformes.

Aux troubles nerveux par compression directe ou par action réflexe, se rattachent des troubles psychiques caractérisés par la tristesse et l'irritabilité de la malade, l'inaptitude au travail, le nervosisme, les bizarreries de caractère, les pleurs sans motif et l'hystérie elle-même, accompagnée des sensations d'oppression, de spasmes, de boule œsophagienne ou encore de grandes attaques.

Sous l'influence des troubles nerveux, l'habitus extérieur de la malade finit par présenter un aspect caractéristique, décrit sous le nom de *facies utérin*, dont nous empruntons la description à Muller (210) : « Le corps est incliné en avant, la tête fléchie ; les traits sont tirés et empreints d'une expression de souffrance d'autant plus apparente que la malade est plus maigre ; les chairs sont molles et flasques, les yeux cernés et enfoncés, le regard languissant, la physionomie sans expression, excepté au moment paroxystique des diverses névralgies lombaires, inguinales, intercostales et même faciales. Les muqueuses sont décolorées, la pâleur terreuse de la face diffère de la teinte verte de la chlorose et de la teinte jaune-paille du cancer. Les malades passent d'un état de langueur générale à celui d'une irritation allant jusqu'à la colère et même jusqu'aux larmes, et ne se permettent parfois aucun effort, aucune marche, à cause des douleurs qu'exaspèrent souvent les moindres contractions abdominales. »

Les divers symptômes que nous venons de décrire ne se trouvent pas tous chez une même malade ; ils varient en intensité avec le tempérament, la condition sociale, le genre de vie, le caractère et l'impressionabilité de la malade; s'ils passent quelquefois inaperçus chez certaines femmes énergiques qui ne s'écoutent pas, les désordres nerveux s'observent au plus haut degré chez les femmes du monde, qui sont oisives, s'écoutent vivre et s'exagèrent la moindre souffrance (Frémineau).

Ces symptômes ne sont pas, il est vrai, pathognomoniques; la dysménorrhée, les troubles menstruels, le catarrhe utérin, la stérilité, les troubles rectaux et vésicaux se retrouvent encore dans la métrite simple, la salpingite, la pelvi-péritonite, mais combien connaissons-nous d'affections donnant lieu à des symptômes vraiment pathognomoniques, au sens propre que l'on attache à ce mot?

Il n'y a pas davantage de caractère spécifique dans les autres symptômes, tels que douleur abdominale et épigastrique, maux de tête, douleurs lombaires, perte d'appétit, flatulence, constipation, dépression mentale, anémie, hystérie, symptômes que l'on peut trouver dans une foule d'affections différentes, chez des femmes dont l'utérus est normal. Mais le groupement de ces symptômes, leur évolution, les caractères particuliers qu'ils revêtent, impriment à l'état pathologique de la malade une physionomie telle, que l'on doit nécessairement admettre qu'il y a plus qu'une relation fortuite entre leur apparition et l'existence d'une antéflexion.

Les symptômes nerveux eux-memes reconnaissent pour origine le syndrôme utérin agissant comme cause efficiente chez une prédisposée. Si l'on arrive à guérir l'antéflexion avec l'hystéralgie et ses irradiations douloureuses, il est de règle de voir les symptômes nerveux diminuer d'intensité ou même disparaître complètement, comme dans les cas rapportés par Lisfranc, Amann, Hartmann, où le traitement de l'*engorgement* et le redressement de l'utérus supprimèrent les attaques d'hystérie.

Evolution.

Quelle est la marche des troubles morbides dans l'antéflexion ?

La dysménorrhée, symptôme capital dans l'histoire de la flexion, chez la jeune fille, débute ordinairement au moment de la puberté, et peut progresser sans toutefois augmenter notablement dans la suite. Cette forme bénigne s'observera surtout si la malade ne se marie pas, et qu'elle évite toutes les causes aggravantes.

Dans d'autres cas, elle augmente d'intensité avec chaque apparition des règles, et après le mariage, devient intolérable.

La période intermenstruelle, jusqu'ici exempte de troubles, présente bientôt des signes d'inflammation utérine ou annexielle, et enfin surviennent les symptômes généraux, parmi lesquels les désordres nerveux achèvent de faire de la malade une invalide avérée.

Pronostic.

Pendant la vie menstruelle, c'est-à-dire de 14 à 50 ans, l'antéflexion pathologique est une maladie sérieuse et le pronostic doit être réservé. Si la guérison s'observe quelquefois à la suite d'un accouchement, beaucoup de cas s'améliorent à peine ou demeurent stationnaires et sont susceptibles de devenir graves, comme l'a bien montré M. Dubourg (de Bordeaux) :

1° Par l'aménorrhée ou la dysménorrhée entraînant elle-même des états nerveux si complexes, observés parfois chez la jeune fille ou la jeune femme.

2° En s'opposant à la fécondation par l'atrésie des orifices ou par la métrite elle-même qui les accompagne si souvent.

3° Par l'état de gravidité de l'utérus, dont l'évolution peut être parfois très gênée et aboutir à de graves mécomptes, avortements, accouchements prématurés, incarcérations, sur lesquels nous aurons à revenir.

4° Par toute la série des phénomènes inflammatoires pouvant atteindre la muqueuse utérine, le corps de l'utérus lui-même et ses annexes, depuis la simple congestion jusqu'aux formes les plus graves de l'inflammation et de l'infection.

Nous ajouterons à ces causes aggravantes les complications plus ou moins sérieuses dont nous allons signaler les principales.

Complications.

Nous avons déjà mentionné dans la sphère utérine la leucorrhée, l'aménorrhée, les métrorragies rebelles, en sorte qu'il n'est pas besoin d'y revenir.

Doléris (78) nous représente comme une complication fréquente l'*antéversion*, conséquence habituelle de l'affaissement de la paroi vaginale antérieure et de la cystocèle qui en est la lésion corrélative. « Une fois constitué, dit-il, l'affaissement de cette paroi entraîne nécessairement l'abaissement du plan de sustentation de la vessie ; celle-ci, dont le rôle est d'appuyer le corps de l'utérus en avant, lui permet, lorsqu'elle s'abaisse, de s'abaisser, ce qui constitue par le fait, une *antéversion véritable* » et il ajoute « l'abaissement de la vessie est une fâcheuse condition qui voue presque fatalement à la chronicité la flexion utérine, et qui, dans tous les cas, est capable de paralyser toute tentative de guérison. »

Parmi les complications annexielles, les plus fréquentes sont les lésions ovariennes et principalement le prolapsus des ovaires et l'oophorite chronique. Les ovaires prolabés sont parfois extrêmement douloureux à la pression ; l'ovulation est douloureuse et s'annonce par une dysménorrhée qui précède les règles de plusieurs jours. (Gaillard Thomas).

L'atrésie du canal utérin, dit Abeille, par suite de la rétention du sang menstruel, peut déterminer à un moment donné des accidents mortels « si par aventure les malades résistent, les ovaires peuvent être frappés de régression atrophique ou d'autres lésions qui compromettent pour jamais l'exécution physiologique de leurs fonctions. »

Pour certains auteurs, l'antéflexion et les lésions annexielles seraient indépendantes l'une de l'autre. Ceux qui admettent l'influence prédominante de la paramétrite pensent que le prolapsus des ovaires est quelquefois produit simultanément par des adhérences péritonéales ; ceux qui invoquent la congestion pelvienne estiment que les ovaires sont affectés secondairement, en conséquence de l'antéflexion, tandis que leur prolapsus est favorisé par la position de l'utérus aussi bien que par la traction sur les ligaments larges et les ligaments de l'ovaire.

En dehors de l'appareil génital, on a encore signalé des complications constitutionnelles ou locales.

Par suite de l'atrophie de l'utérus, dit Emmet, il est fréquent de voir la menstruation cesser relativement de bonne heure, et cette suppression favoriser le développement de la phtisie pulmonaire, s'il existe la moindre prédisposition à cette maladie.

Byford (46) signale des cas où la perturbation du système nerveux se traduisait par une véritable aberration mentale.

Gordon Black (30) rapporte l'observation d'une de ses malades atteinte depuis longtemps de névrite optique et ayant subi plusieurs iridectomies entre les mains d'un oculiste éminent. La première apparition des troubles oculaires était survenue en même temps qu'une suppression brusque des règles et la congestion ophtalmique s'aggravait toujours au moment des règles. De l'amélioration décisive qui suivit l'introduction d'une tige intra-utérine, l'auteur conclut que si l'utérus avait été soigné au lieu des yeux, la congestion métastatique aurait été supprimée et la vue de la malade conservée.

*
* *

En terminant l'étude de la symptomatologie, nous croyons donc pouvoir affirmer qu'il y a lieu de considérer des cas où l'antéflexion utérine, par son cortège symptomatique propre et son retentissement sur l'économie toute entière, mérite de prendre place dans le cadre nosologique de l'appareil génital, en tant que condition vraiment morbide, et en dehors des cas où l'antéflexion peut passer inaperçue en raison du peu de troubles fonctionnels qu'elle occasionne, nous pensons avoir suffisamment démontré l'existence d'une ANTÉFLEXION PATHOLOGIQUE ET MORBIDE.

Cette conception sera bien mieux justifiée encore lorsque nous aurons étudié les rapports de l'antéflexion utérine avec la grossesse et l'accouchement.

L'ANTÉFLEXION UTÉRINE

CONSIDÉRÉE AU POINT DE VUE DE SES RAPPORTS AVEC LA GROSSESSE ET L'ACCOUCHEMENT.

A. — Influence de la grossesse sur l'antéflexion.

Les anciens auteurs qui considéraient l'antéflexion comme une condition normale de l'utérus chez la nullipare pensaient que la grossesse amenait toujours le redressement de l'organe, la cavité du corps empiétant de jour en jour sur celle du col, et le point de jonction des deux cavités se trouvant par suite de plus en plus abaissé.

Chez la nullipare, au contraire, dit Aran (8) « il se peut bien que l'utérus reste en antéflexion, car la paroi antérieure de l'utérus commence à souffrir dans sa nutrition ; elle s'amincit au niveau de de la flexion, et plus tard les fibres musculaires s'atrophient réellement en ce point. »

De nos jours, la question est envisagée sous un aspect bien différent. Mosely (207) a remarqué que l'antéflexion qui existait avant la grossesse pouvait se reproduire après l'accouchement malgré les efforts faits pour l'empêcher, et d'autres auteurs vont jusqu'à représenter la grossesse comme une cause prédisposante de l'antéflexion.

Nous pensons qu'il y a lieu de distinguer les formes légères d'antéflexion, ne donnant lieu à aucun trouble fonctionnel, des formes graves, accompagnées de lésions profondes et de symptômes morbides avérés.

Dans le premier cas, la grossesse exerce souvent une influence heureuse en effectuant le redressement du canal, mais dans le cas de lésions invétérées, lorsque le corps de l'utérus demeure plus ou moins augmenté de volume par un processus de subinvolution, dû à la flexion qui fait obstacle à la circulation veineuse et perpétue ainsi l'état de congestion, il n'est pas surprenant de voir la condition pathologique persister et même augmenter d'intensité.

D'autre part la grossesse, fonction normale et physiologique entre toutes, suivie d'une involution régulière, ne saurait avoir une influence sur la genèse de l'antéflexion, toutes les autres conditions étànt normales d'ailleurs.

Mais si l'organisme est très débilité, les organes génitaux entravés dans leur développement par les causes déjà signalées, il est clair que les grossesses répétées, le travail anormal d'un accouchement, la subinvolution ou la puerpéralité seront des complications aggravant les causes prédisposantes de l'antéflexion.

B. — Influence de l'antéflexion sur la grossesse et l'accouchement.

Les auteurs ne sont pas d'accord sur l'influence de l'antéflexion de l'utérus gravide sur l'évolution de la grossesse et la santé générale. Certains d'entre-eux croient que cette déviation utérine est très rare dans les premiers mois de la grossesse.

Les nombreuses observations publiées nous autorisent à penser qu'elle n'est pas aussi rare qu'on veut bien le dire, et en tous cas, cette rareté, si elle existe, ne saurait reconnaître d'autres causes que les difficultés de la conception chez les femmes dont l'utérus est antéfléchi.

Au cours de la grossesse, l'antéflexion pathologique peut être une source de complications aggravant l'état général au point qu'une intervention s'impose pour sauver la vie de la malade.

L'observation suivante, rapportée par Haslett (129) nous montre un cas où les vomissements incoercibles deviennent une indication formelle pour pratiquer l'avortement provoqué.

Observation (résumée).

Femme multipare. — Règles absentes depuis deux mois. — Vomissements incoercibles depuis 10 jours.

A l'examen, on trouve l'utérus très élevé dans l'excavation ; l'orifice du col, difficile à atteindre, est augmenté de volume, congestionné, sensible. — En avant, on perçoit une tumeur arrondie, grosse comme un œuf de dindon, qui mobilisable par les mouvements imprimés au col, paraît être le corps de l'utérus.

Diagnostic : Antéflexion utérine compliquée de grossesse. Le redressement est impossible. Les vomissements n'arrêtent pas malgré tous les soins possibles.

Redressement sous le chloroforme et ergotine pour provoquer l'avortement. Six heures après, douleurs expulsives et le lendemain matin, expulsion d'un œuf gros comme un œuf de pigeon. — Hémorragie considérable.

Les vomissements s'arrêtent aussitôt après l'expulsion de l'œuf. — Guérison rapide.

Comment s'opère le développement d'un utérus antéfléchi au cours de la grossesse, et quelle est l'influence exacte de l'antéflexion sur la grossesse et l'accouchement ? Nous allons tenter d'éclaircir ce point, en nous appuyant principalement sur les travaux de Gehrung (108) et de Rémy (242). L'utérus normal, en dehors de la grossesse, dit Gehrung, présente sa face antérieure vers la symphyse pubienne. Après la conception l'organe augmente de longueur et de largeur, et entre bientôt en contact avec la paroi abdominale antérieure, aussi bien sous l'action de son poids que par celle des ligaments ronds. A mesure qu'il se développe, il est ainsi doucement guidé par cette paroi antérieure jusqu'au cartilage ensiforme.

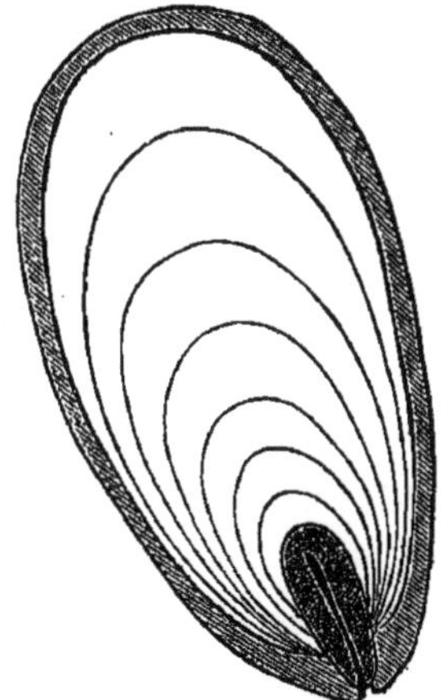

Fig. 8. — Développement de l'utérus normal au cours de la grossese (d'après Gehrung).

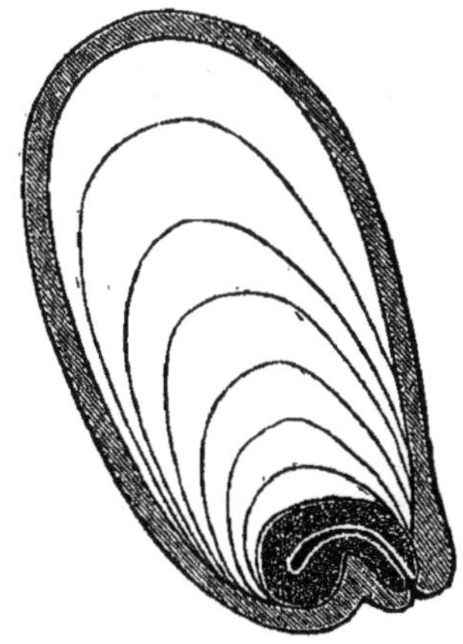

Fig. 9. — Développement problablede l'utérus antéfléchi, (d'après Gehrung).

Chaque partie de l'organe, à l'exception du col, se développe à peu près également pour former le « large réceptacle destiné au fœtus à terme. » (fig. 8)

Le tableau change considérablement avec l'antéflexion.

Le corps étant infléchi sur le col, le col est attiré en haut et en arrière, tandis que le corps est rejeté en avant, au point d'appuyer son fond et souvent une plus ou moins grande partie de sa face postérieure contre la symphyse et la paroi abdominale (fig. 9)

Aussitôt que l'excavation pelvienne est remplie, le développement de l'utérus cesse d'être général et ne pourra se faire que dans les directions où il trouve de l'espace libre. En l'absence des plans inclinés des parois antérieures de l'utérus et de l'abdomen, le fond ne peut pas, comme précédemment, être repoussé en haut vers l'épigastre. Au contraire, à mesure que le contact de l'utérus avec la paroi est rendu plus intime par la croissance de l'organe, le fond devient plus fortement fixé dans sa position anormale près du pubis, et quelque point de la paroi postérieure de l'utérus est refoulé en haut de manière à représenter un *pseudo-fond* (Gehrung).

En d'autres termes, la paroi postérieure de l'utérus seule, ou du moins pour la plus grande part, contribue par son hypertrophie au développement de l'utérus, tandis que le fond demeure fixé en son siège anormal, et la paroi utérine antérieure fournit relativement peu à l'accroissement en longueur, tandis qu'elle favorise l'expansion latérale. Cette évolution anormale entraîne les conséquences suivantes :

1° *Elle cause parfois des positions transverses et obliques* (présentations des épaules) du fœtus, à cause du grand obstacle au développement longitudinal joint à une tendance anormale au dévéoppement bilatéral (Gehrung)

2° *Elle est souvent la cause d'avortements.* Pour établir les rapports de la flexion avec l'avortement, Howitz (145) a observé 33 femmes dont 14 présentaient une rétroflexion et 19 une antéflexion. Les 19 femmes atteintes d'antéflexion ont donné naissance à 30 enfants vivants, et elles ont eu 98 avortements dont 9 avant le cinquième mois. Ces avortements reconnaissent pour cause le grand obstacle au développement de l'utérus, et l'augmentation de la flexion en raison directe de la croissance de l'organe (Gehrung).

3° *Elle peut causer l'incarcération de l'utérus.* Macberly (186) rapporte l'observation d'une femme arrivée au troisième mois de la grossesse qui, après avoir eu quelques métrorragies à intervalles irréguliers, fut prise subitement de grandes douleurs suivies de l'expulsion du fœtus. Appelé auprès de la malade, il trouva l'orifice très élevé et dirigé en arrière, le cul-de-sac vaginal antérieur rempli tout entier par une masse résistante qui n'était autre le fond renfermant le placenta. En s'aidant du palper bimanuel, il sentit tout-à-coup l'utérus reprendre sa place comme sous l'action d'un ressort. Il opéra la délivrance et la malade guérit complètement.

4° *Elle peut être une cause de dystocie*, qui reconnaît elle-même plusieurs facteurs :

(*a*) Bandl (18) a montré que lorsque la grossesse s'ajoute à une antéflexion, une plus grande partie du col est conservée à l'état

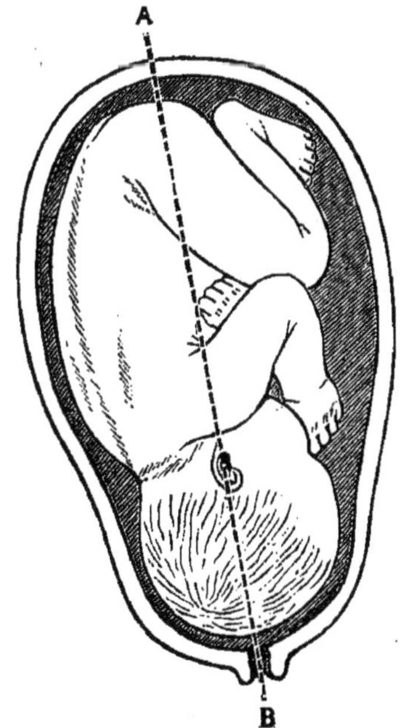

Fig. 10. — A B. Ligne indiquant l'axe des efforts d'expulsion lorsque l'utérus est normal (d'après Gehrung).

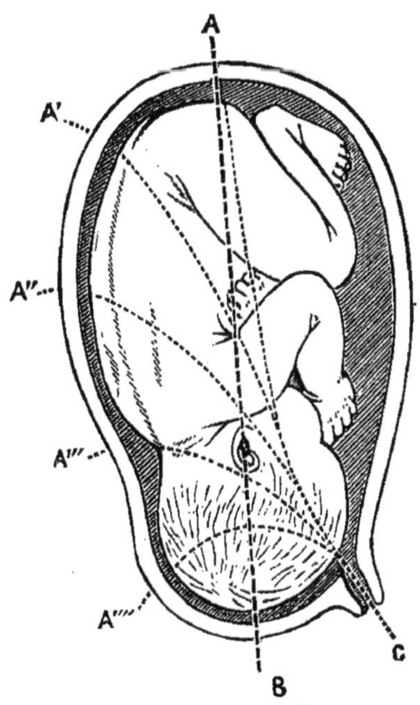

Fig. 11. — A B. axe des efforts d'expulsion dans un utérus antéfléchi. A C. axe véritable d'expulsion qui serait nécessaire A'C, A''C, A'''C représentent le véritable axe des douleurs expulsives suivant la position du fond (d'après Gehrung).

de canal, et l'examen pratiqué vers le troisième mois de la grossesse, par exemple, permet de sentir très nettement la limite entre le col, rigide et dur, et la portion de l'utérus qui renferme l'œuf et qui présente une consistance molle et élastique. Il en résulte qu'au moment de l'accouchement, la partie du col qui ne s'est pas effacée se dilate plus difficilement et les douleurs sont plus violentes ; il se produit même des déchirures profondes à la suite desquelles on observe habituellement un ectropion plus ou moins prononcé.

(*b*) L'évolution anormale décrite plus haut favorise la formation d'une dilatation sacciforme de l'utérus, avec laquelle l'orifice interne et la paroi antérieure du col constituent une barrière presque insurmontable qui empêche la partie qui se présente de s'engager dans le canal cervical, en l'obligeant à rester enclavée dans le sac situé en avant du col. Dans ces conditions, representées par la fig. 11, on peut voir que l'axe du fœtus ne correspond plus à l'axe réel des douleurs expulsives. De nombreuses heures de travail laborieux sont perdues dans des tentatives infructueuses pour rétablir cette concordance des axes, sans compter les douleurs préliminaires.

c) Dans certains cas, la grande laxité de la paroi adbominale antérieure finit par céder sous la pression continuelle du fond de l'utérus ; il en résulte un *venter pendulus*, ventre en besace, caractérisé par une inclinaison antérieure tellement prononcée que l'abdomen retombe en masse sur les cuisses et arrive non loin des genoux (Taylor).

D'après Rémy, cette condition résulterait de la hernie de l'utérus à travers une éventration abdominale, l'organe s'étant échappé par la boutonnière formée par la peau, le tissu cellulaire sous-cutané, et une mince paroi fibreuse, dépendance de la ligne blanche.

Le mécanisme de la progression de la tête se trouve par suite entravé. « En effet, dit Rémy, pendant les efforts volontaires de la parturiente, l'action de la presse abdominale porte sur la face postérieure de l'utérus et tend à expulser l'organe gravide par cette boutonnière de la ligne blanche, on voit l'utérus s'incliner en avant, basculer pour ainsi dire devant le pubis. Il en résulte que l'enfant n'est plus dirigé vers la filière pelvienne et la progression s'arrête. »

L'auteur rapporte deux cas où « une application de forceps fut nécessaire pour mettre fin à l'action nuisible des efforts de la femme », un troisième cas « où l'accoucheur engagea la femme à suspendre ses efforts et l'utérus suffit seul à expulser le produit de conception » et un quatrième où lui-même « obtint un succès en employant un drap placé en cravate sur l'abdomen pour soutenir l'utérus par sa face antérieure. »

J. E. Taylor (289) relate un cas semblable où un large bandage fut glissé par dessus les épaules et fixé à demeure, pour mieux soutenir l'utérus et permettre aux efforts de l'organe d'agir dans la direction normale de l'axe pelvien, mais ce moyen n'aboutit pas,et il fut obligé de faire quatre applications successives de forceps avant de dégager la tête.

Ces faits prouvent une fois de plus que l'antéflexion de l'utérus ne guérit pas toujours à mesure que la grossesse avance et qu'un traitement rationnel s'impose. Il faut, dit Gehrung, n'épargner aucun effort pour relever le fond, et obliger l'utérus à présenter sa face antérieure en avant, et non en bas, de façon à ce qu'il puisse remonter contre la paroi abdominale antérieure à mesure qu'il se développe, comme le ferait un utérus normal.

Nous terminerons ces considérations obstétricales en reproduisant deux observations d'antéversion avec antéflexion, au terme de la grossesse, qui par les détails circonstanciés qu'elles comportent, pourront nous servir de pièces justificatives.

Observation I. (J. E. Taylor).

Antéversion et antéflexion extrêmes de l'utérus au terme de la grossesse.

Femme de 23 ans, bonne constitution, secondipare. Le premier accouchement se fit rapidement. Je n'ai pas vu la malade pendant sa seconde grossesse jusqu'à ce qu'elle me fit appeler, alors que le travail durait déjà depuis quelques heures.

Je fus de suite frappé de l'extrême antéversion de l'utérus; l'abdomen reposait sur les cuisses et approchait des genoux. Les bruits du cœur fœtal s'entendaient un peu au-dessus de l'ombilic. Les douleurs revenaient régulières et fortes tous les quarts d'heure. L'examen vaginal montrait l'orifice du col à moitié dilaté; on arrivait sur la tête, bien qu'elle fût élevée, mais elle ne s'adaptait pas au détroit supérieur. Il était clair, par conséquent, que le cas était une extrême et excessive antéversion utérine, avec antéflexion.

L'utérus fut soigneusement relevé jusqu'à sa position normale, et un bandage appliqué pour le maintenir en place. Celui-ci ne suffisant pas, un large bandage fut glissé par dessus les épaules et fixé à demeure, pour mieux soutenir l'utérus et permettre aux efforts expulsifs d'agir dans la direction normale de l'axe pelvien. La tête put alors se fixer favorablement. Le pelvis paraissait plutôt rétréci, le diamètre conjugué ayant moins de quatre pouces.

Tout semblait faire présumer un accouchement naturel, bien que difficile, le col étant dilaté aux deux tiers, et le liquide amniotique s'étant échappé.

Au bout d'une heure, comme aucun progrès ne s'était fait, et craignant un travail trop prolongé, je décide une application de forceps.

Plusieurs applications, sous le chloroforme, se succèdent à quelques minutes d'intervalle. Au bout d'une heure, à la quatrième tentative, la tête apparut et fut dégagée, Le dégagement des épaules prit une autre heure et ne fut obtenu qu'en faisant la rotation de l'épaule droite, à l'aide d'un crochet mousse, pendant une douleur.

Observation II. (Rémy).

Antéversion et expulsion de l'utérus gravide. — Période d'expulsion.

Madame D..., multipare, me fait appeler dans son dernier mois de grossesse, à cause de l'incommodité produite par une obliquité antérieure excessive de l'utérus gravide.

L'organe tombe devant les cuisses, soutenu seulement par une paroi mince formée par la peau et une couche fibreuse de la ligne blanche.

Le fœtus est placé en situation transversale. J'essaye en vain d'obtenir une meilleure présentation par la version par manœuvres externes, ce que je ne puis obtenir à cause de cette antéversion si prononcée. Je tâche cependant de régulariser la forme en plaçant deux tampons de coton et un bandage de corps autour de l'abdomen ; mais je ne pus décider la femme à garder le lit. Le travail se déclara le 5 janv. 1890, à 5 h. du matin. Comme la progression de la tête ne se faisait plus après son engagement dans le bassin, on me fit chercher vers 11 h. du matin ; je n'arrivai près d'elle qu'à 1 h. de l'après-midi. Je trouvai la tête descendue sur le plancher du bassin. La femme faisait de grands efforts d'expulsion et cependant la tête depuis deux heures n'avançait pas.

Je me rendis facilement compte de l'arrêt de progression chez cette femme dont l'orifice vulvaire ne présentait aucune résistance, ayant été facilement distendu par plusieurs accouchements antérieurs. En effet, l'utérus était sorti par la boutonnière élargie formée par les muscles droits, et se trouvait dans une poche mince, comme une véritable hernie ; c'était une éventration par le fait de l'écartement excessif des muscles de la paroi antérieure de l'abdomen, de sorte que les efforts volontaires de la femme n'avaient d'autre effet, en agissant sur la paroi postérieure de l'organe, que d'augmenter l'inclinaison antérieure et la flexion de l'utérus.

Les efforts de la femme n'avaient par conséquent qu'un effet nuisible, et l'enfant n'était plus dirigé vers l'orifice de sortie de la filière pelvienne. Je fis placer la parturiente en travers de son lit, et j'appliquai un drap plié en cravate, la partie large du milieu sur la face antérieure de l'utérus, et les deux chefs croisés sur la région lombaire, confiés à deux aides. La parturiente en appliquant également ses mains sur la face antérieure de l'utérus rendait encore la manœuvre plus efficace. A partir de ce moment, l'utérus, aidé des efforts expulsifs bien dirigés, put agir comme dans les cas normaux ; pendant la douleur, la tête entrouvrait bientôt la vulve et en deux contractions elle fut expulsée. Je fis ensuite l'extraction d'un garçon très développé qui se mit à crier.

La délivrance fut troublée par un enchâtonnement partiel de l'arrière-faix qui nécessita l'introduction de la main et par une hémorragie grave que je dus combattre par les moyens habituels. — Suites normales.

DIAGNOSTIC

Diagnostic de l'antéflexion.

Les symptômes fonctionnels de l'antéflexion pathologique sont pour la plupart communs à d'autres affections utérines ou annexielles, et bien que leur groupement puisse faire soupçonner l'existence d'une flexion presque avec certitude, l'exploration directe seule peut nous conduire à un diagnostic exact.

Il faut rechercher pour cela les changements survenus dans la situation du corps et du col, l'un par rapport à l'autre, notion qui s'acquiert par le toucher vaginal, l'examen au speculum et le cathérisme utérin.

Au *toucher vaginal* le col présente souvent un allongement hypertrophique ; sa consistance ordinairement plus ferme que celle du corps peut atteindre une rigidité plus ou moins prononcée.

La situation du col est variable : il peut être remonté en arrière au point d'être parfois très difficile à atteindre, comme il peut aussi garder sa situation normale ou s'abaisser, conserver sa direction normale ou s'incliner plus ou moins en avant, en formant un angle à sinus antérieur, au dessus duquel se trouve le corps.

Si on pratique le toucher la femme étant debout, comme il convient de le faire au début de tout examen gynécologique, « le doigt indicateur sentira dans le cul-de-sac antérieur comme une tumeur ronde, qu'au premier abord on pourrait prendre pour une tumeur indépendante, car elle jouit d'une certaine mobilité ; mais avec un examen attentif on reconnaîtra le fond de l'utérus recourbé en crosse de revolver » (Verrier). Faisant ensuite prendre à la femme le décubitus horizontal, on abaissera le corps de l'utérus avec la main gauche, tandis que l'indicateur de la main droite longeant la lèvre antérieure du col aura bientôt la sensation d'un angle rentrant dans lequel s'insinue la pulpe du doigt qui apprécie à la fois « la hauteur de la flexion, son degré et sa forme. » (Cusco).

Ce diagnostic est en général facile, sauf dans le cas où l'angle de flexion siège si haut sur le corps que le doigt ne peut l'atteindre.

Mais le point de flexion siège le plus souvent à l'union du corps et du col et l'on peut constater l'une des variétés suivantes :

1° Le col conserve sa position normale ; le corps seul est dévié en avant : *antéflexion du corps* (Cusco, Gaillard Thomas), « En pareil cas, dit Valleix, la flexion a lieu à une hauteur de 2 à 4 centimètres environ au dessus de l'orifice externe. Par le toucher vaginal, on trouve d'abord le col dans sa direction normale, puis un angle plus aigu, puis le corps horizontalement couché et dont on peut suivre toute la face antérieure. » C'est la première forme de Valleix.

2° Le col est seul dévié, le corps gardant sa situation normale : *antéflexion du col.*

3° Le col et le corps sont fléchis tous les deux et couchés l'un sur l'autre : *antéflexion simultanée du corps et du col.*

C'est la 2e forme de Valleix, *duplicature antérieure* (Cusco) en forme de fer à cheval

« Le col est dirigé en avant dit Valleix, et le corps affaissé sur lui repose sur sa partie antérieure, devenue supérieure. L'utérus est complètement plié en deux. Par le toucher vaginal, on arrive directement sur la face postérieure du col, puis ramenant le doigt en avant, on trouve l'orifice externe, et en suivant sa face antérieure, on arrive dans un angle très aigu et profond, au-dessous duquel on trouve le fond de l'utérus formant une espèce de tumeur globuleuse ».

4° Le corps et le col sont déviés en sens opposé. (Cusco). Il y a alors *inflexion compliquée de version.* Nous reviendrons sur ce point au chapitre différentiel.

Chez les femmes pas trop grasses et dont les parois abdominales sont souples et dépressibles, le palper hypogastrique combiné au toucher vaginal permet de constater que la mobilité de l'utérus est très diminuée, car on ne peut pas l'abaisser aussi facilement ni dans une aussi grande étendue que lorsqu'il est libre d'adhérences. En outre, le corps de l'utérus ne peut pas être aussi facilement saisi que quand il conserve sa direction normale.

Pour établir que l'antéflexion est pathologique, il ne reste plus qu'à reconnaître qu'elle est permanente : la palpation bimanuelle, en montrant que cette déviation persiste alors même que la vessie est distendue et l'existence d'un raccourcissement ou d'un épaississement des replis de Douglas démontrée «par la situation élevée, parfois latérale, de la portion vaginale du col qui est dirigée en avant » (Schultze) nous permettent de trancher le diagnostic.

Chez les femmes musclées, toutefois, dont les parois abdominales se contractent, la palpation bimanuelle est difficile ou même impraticable, et on est obligé de recourir au toucher rectal pratiqué sous l'anesthésie.

Il en est de même lorsque «l'utérus est très élevé, que le vagin est en même temps allongé, ou quand le bassin est très haut, que le panicule graisseux est épais (Schultze).

Le *toucher rectal* peut alors nous faire sentir le col de l'utérus appliqué sur la face antérieure du rectum, la courbure postérieure à l'union du col et du corps, ou l'existence de brides cicatricielles, toutes conditions qui seraient méconnues autrement.

Au spéculum, la portion vaginale présente souvent un allongement prononcé qui devient encore plus apparent lorsque le cul-de-sac vaginal postérieur est attiré en haut et en arrière par le tissu paramétrique condensé et raccourci. Dans ce cas le museau de tanche s'engage difficilement dans le champ du spéculum, et il se peut que la lèvre antérieure seule devienne visible.

Le diagnostic doit être complété en déterminant au moyen de l'hystéromètre la profondeur exacte où siège l'angle de flexion, recherche impossible à faire par les moyens ordinaires, lorsqu'il existe un allongement hypertrophique du col, éloignant l'orifice externe de l'angle de flexion, ou lorsque l'utérus est comme enroulé sur lui-même.

Mais le cathétérisme utérin exposant au danger de provoquer l'avortement, on n'y aura recours qu'après avoir écarté toute idée de grossesse, en s'assurant que la malade a eu ses règles récemment.

Le cathétérisme est ordinairement rendu très difficile, non seulement par le degré prononcé de la flexion, ou l'existence d'une sténose, mais encore par la rétro-position du col, jointe parfois à une latéro-position ou à une élévation.

Cette rétro-position du col est considérée par Schultze comme caractéristique de l'antéflexion pathologique, et nous avons vu qu'elle résultait du raccourcissement du tissu paramétrique postérieur, consécutif à des processus morbides ou inflammatoires.

Il faut alors, le spéculum restant en place, attirer le col en bas avec une pince à abaissement, en s'aidant de la main restée libre appliquée sur la paroi abdominale, pour faire remonter le corps de l'utérus en haut et en arrière, de manière à redresser la flexion cervico-corporelle dans la mesure du possible.

L'organe étant fixé dans sa nouvelle position par une douce traction sur la pince, l'introduction de l'hystéromètre devient plus facile, surtout si l'on a soin de choisir une tige flexible à laquelle on puisse imprimer la courbure nécessaire.

Pour reconnattre le point de flexion, Valleix conseille d'introduire la sonde « *comme si elle devait pénétrer directement* » dans un utérus normal.

« Après un certain temps, dit-il, elle est arrêtée par la flexion ; on la retire et on note à combien de millimètres elle a pénétré ; puis renouvelant la manœuvre, on abaisse le manche de l'instrument, et s'il pénètre sans difficulté autre que celle que lui oppose l'orifice interne, on connaît le point principal de la flexion ». Dans l'antéflexion simultanée du corps et du col, il faut aller chercher l'orifice en haut et en avant, faire pénétrer la sonde en dirigeant son bec en arrière et en bas, ainsi que sa concavité. « Elle est arrêtée dans ce mouvement à une profondeur de 3 à 4 centimètres. Alors on lui fait exécuter un mouvement circulaire qui ramène le bec et la concavité en avant, et l'on pénètre comme dans le cas précédent ». (Valleix).

Mais le cathétérisme n'est pas toujours aussi simple, et le calibre du canal cervical joint à la rétention de sécrétions catarrhales font que l'on rencontre parfois des obstacles en des points différents, nettement localisés chez les nullipares et les multipares d'après Bandl, à qui nous empruntons les détails suivants (18).

Chez les nullipares ce sont :

1° L'orifice externe, qui, tout en ne paraissant pas rétréci à l'inspection, est cependant beaucoup moins dilatable qu'à l'état normal.

2° L'orifice interne, au dessous duquel le canal cervical est plus ou moins distendu par les sécrétions exagérées de la muqueuse.

3° Un point situé à la partie moyenne du col, lorsque la dilatation due aux sécrétions s'étend à la moitié du canal cervical.

Chez les multipares on ne trouve ordinairement qu'un seul obstacle qui siège à 2 centimètres environ au dessous de l'orifice interne et n'est pas dû à une sténose, mais à la rétro-position du col dont les parois postérieures et latérales sont altérées.

Quelquefois, néanmoins, il existe un rétrécissement cicatriciel, principalement lorsqu'il s'est produit une déchirure du col pendant le travail, et la plupart des auteurs ont reconnu, que, même chez les multipares, l'orifice interne peut présenter un certain degré de sténose.

Il est de règle, toutefois, qu'en procédant avec douceur et en donnant à l'hystéromètre une courbure convenable, on arrive à franchir ces obstacles et à faire pénétrer l'instrument jusqu'au fond de l'utérus, sans éveiller d'autre symptômes qu'une douleur aiguë au moment où l'on franchit l'orifice interne, douleur attribuable à l'hyperesthésie inflammatoire ou à l'irritabilité des nerfs qui siègent à l'angle de flexion.

En retirant l'hystéromètre on ramène souvent un peu de sang, nouvelle preuve que la muqueuse est altérée en quelque point, car lorsque l'utérus est normal, on ne ramène jamais que des glaires.

Nous voilà donc en possession d'un moyen de diagnostic capable de contrôler et de compléter les résultats fournis par les autres procédés d'exploration. Nous voulons cependant attirer encore l'attention sur un signe de l'antéflexion pathologique, découvert par notre Maître M. Pichevin (175).

Lorsqu'on pratique le toucher vaginal, et que les doigts explorent le cul-de-sac antérieur, on constate l'existence d'une véritable crête verticale située sur la face antérieure de l'utérus et la divisant en deux facettes latérales.

Cette crête, plus ou moins marquée suivant les sujets, commence dans la partie supérieure de la portion sus-vaginale du col où elle est à peine marquée, devient plus saillante au niveau du tiers inférieur de la face antérieure du corps et se perd plus haut vers le fond.

Cette sailie ne fait pas partie de la paroi vaginale, comme la crête décrite par Sænger dans les rétrodéviations de l'utérus ; elle est constituée aux dépens du tissu du parenchyme utérin. On peut s'en convaincre en imprimant à l'utérus antéfléchi des directions diverses et en cherchant avec les doigts le siège exact de la crête qui peut devenir oblique si on met l'utérus en latéro-déviation.

La crête médiane antérieure est d'ordinaire moins saillante que la postérieure ; elle peut manquer tout à fait ou être difficilement appréciable dans un nombre de cas et de circonstances qu'il est difficile d'apprécier. Elle apparaît plus souvent dans l'antéflexion que dans l'antéversion et de préférence chez les primipares ou chez les nullipares. Elle coïncide quelquefois avec la crête médiane postérieure qui, alors, est très marquée, se prolonge très haut ainsi qu'on peut le constater par le toucher vaginal combiné au palper abdominal ; ce sont les doigts placés sur la paroi abdominale qui, en s'enfonçant derrière la face postérieure, permettent d'apprécier la saillie médiane postérieure dans ces conditions spéciales.

La saillie de la crête médiane antérieure n'est pas en rapport direct avec le degré de l'antédéviation ; elle n'est pas en rapport constant avec les troubles dysménorrhéiques liés à l'antédéviation.

Cette crête a été observée chez des femmes qui n'ont aucune lésion annexielle ou paramétrique ; il n'existe pas chez elles d'induration des ligaments utéro-sacrés : l'antéflexion présente les caractères de l'antéflexion *dite congénitale* ; le cul-de-sac antérieur est peu développé, et l'utérus, ordinairement de volume normal, aurait plutôt une tendance à être au-dessous de la moyenne physiologique.

Il semble que, sous l'influence de la grossesse et surtout de l'accouchement, cette crête tende à s'atténuer ou à disparaître. Les inflammations ou les états pseudo-inflammatoires qui aboutissent à une hypertrophie du parenchyme agissent dans le même sens. Néanmoins cette crête est très perceptible dans la majorité des métrites qui accompagnent l'antéflexion, et en particulier dans les métrites blennorragiques. La crête médiane antérieure, de même que la postérieure, est l'indice de la soudure des deux canaux de Müller. Il ne paraît pas qu'elle coïncide avec des malformations dans la zone des organes génitaux ou ailleurs. L'utérus, comme il a été dit plus haut, semble plus souvent normal ; peut-être dans certains cas observe-t-on en même temps quelques traces d'infantilisme.

Cette crête, facile à sentir quand on soutient l'utérus par la voie abdominale et que les doigts vaginaux parcourent de droite à gauche et de gauche à droite la face antérieure de de l'utérus, peut être utile au diagnostic dans des cas assez restreints du reste.

Contrairement à ce qu'a observé Sænger, nous n'avons pas observé de crête de ce genre dans les cas de rétrodéviations.

Signalons enfin les caractères que les auteurs décrivent à l'antéflexion dite *congénitale.*

Dans cette variété, les organes génitaux externes sont peu développés, l'utérus conserve le type infantile, le col est situé le plus souvent près de la vulve ; il est petit, dur, son orifice parfois insuffisant, son axe courbé en avant et parallèle à celui du vagin. La lèvre antérieure du col est courte et souvent mince et effilée. La lèvre postérieure, courbée en avant, est beaucoup plus longue que la première.

Sænger a indiqué une disposition caractéristique anormale de la paroi antérieure du vagin ; l'intervalle qui sépare l'orifice vulvaire du fond du cul-de-sac antérieur serait beaucoup plus court que normalement. Tous ces signes indiquent un développement imparfait des organes génitaux, avec atrésie des orifices, mais rien ne prouve que cette insuffisance soit nécessairement d'origine congénitale, et nous croyons plutôt pouvoir la considérer comme la persistance chez l'adulte du type infantile, due à un vice de développement, provenant lui-même de nombreuses causes acquises que nous avons signalées au chapitre de la pathogénie.

Diagnostic différentiel.

Lorsque le col regarde en avant dans l'axe du vagin, en permettant d'arriver directement sur l'orifice, et parfois même sur la face postérieure du col, on pourrait croire de prime abord à une rétroversion. Mais tandis que dans le cul-de-sac postérieur on ne sent pas le corps de l'organe, le doigt ramené en avant rencontre un angle rentrant au-dessus duquel il arrive sur le globe utérin.

Lorsque dans une antéflexion de l'utérus le col, au lieu d'être normalement dirigé, est situé en arrière dans la cavité du sacrum, ou encore en haut et en arrière dans le cul-de-sac postérieur du vagin, en même temps que le fond de l'organe, fortement incliné en avant, vient appuyer sur le col de la vessie, cette rétroposition du col peut en imposer pour une antéversion. Mais dans l'antéversion le doigt explorateur pourra suivre la face antérieure de l'utérus dans toute son étendue sans percevoir la dépression caractéristique de l'angle de flexion. Au besoin, le cathétérisme trancherait le diagnostic dans les cas douteux.

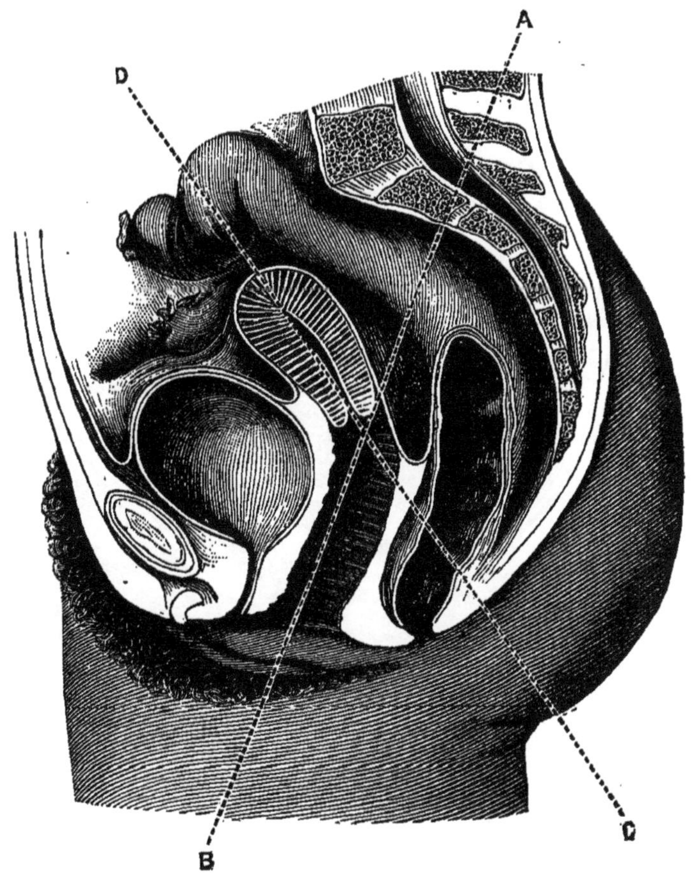

Fig. 12. — Rapports normaux de l'utérus (d'après un diagramme de Wing).

Il ne faudrait cependant pas croire que tout sillon à l'union du corps et du col signifie antéflexion, et qu'en l'absence de ce sillon on doive nécessairement conclure à une antéversion.

Wing (334) a démontré par des diagrammes que nous imitons dans les figures ci-jointes (fig. 12 et 13) que bien souvent, il n'y a ni antéflexion ni antéversion, mais simplement un abaissement, ou si l'on préfère, une légère descente de l'utérus.

Dans le premier diagramme (fig. 12) la ligne C D passe par l'axe de l'utérus, dont la position est normale. La ligne B A figure l'axe du vagin et la direction que suit le doigt explorateur. Le col de l'utérus est seul perceptible par le vagin.

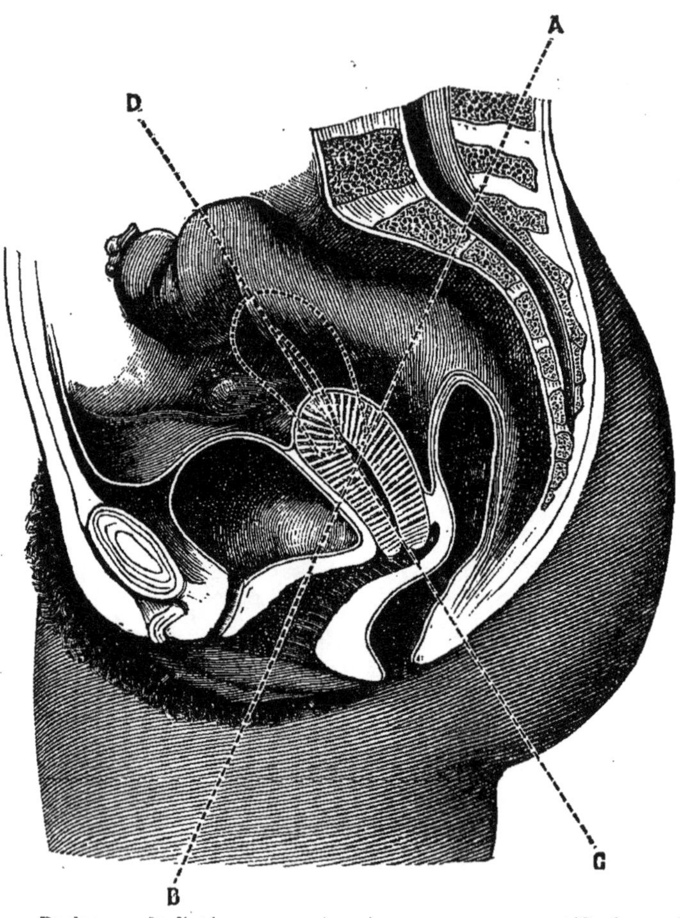

Fig. 13. — Prolapsus de l'utérus pouvant en imposer pour une antéflexion au toucher vaginal (d'après un diagramme de Wing).

Le deuxième diagramme (fig. 13) figure la position d'un utérus abaissé. On voit que l'axe de l'utérus diffère peu de l'axe normal, mais le doigt explorateur en suivant la ligne B A, axe normal du vagin, arrive à sentir à travers la paroi vaginale antérieure et la vessie, non pas le col, mais la face antérieure du corps de l'utérus, presque jusqu'au fond, et on conclut à un déplacement antérieur.

Mais, demandera-t-on, comment se fait-il que l'on sente une flexion à l'union du corps et du col, si ce n'est pas une antéflexion? Très simplement, dit Wing, parce que l'utérus descend tellement que le col vient appuyer sur la paroi vaginale postérieure qui le repousse en avant.

C'est donc une antéflexion du col, mais une antéflexion de nature purement secondaire et qui disparaîtra dès que l'on aura soulevé l'utérus jusqu'à sa position normale. Au surplus, la mobilité de l'organe est conservée et la courbure très facile à redresser, en sorte que nous croyons toute hésitation impossible, vu qu'il qu'il n'existe aucun des signes de l'antéflexion pathologique.

L'antéflexion et l'antéversion peuvent sans doute co-exister avec la descente de l'utérus, mais alors les signes propres à ces déplacements viennent éclairer le diagnostic.

Lorsqu'avec une antéflexion, la malade est prise de maux de tête et de vomissements qui précèdent les règles, on songe tout naturellement à une complication ovarienne. L'exploration bimanuelle peut alors montrer les ovaires prolabés et extrêmement douloureux à la pression. ou atteints d'oophorite chronique.

Dans ces conditions, il est difficile de dire si la douleur qui précède et accompagne les règles est entièrement ovarienne, ou si elle est en partie d'origine ovarienne, en partie d'origine utérine. Le plus souvent l'élément ovarien paraît prédominer, si l'on considère le caractère spécial de la douleur, sa localisation, son apparition de quelques jours à quelques heures avant les règles, indiquant une ovulation douloureuse, et les symptômes réflexes habituels, tels que nausées, vomissements, mastodynie, etc...

Une tumeur quelconque développée au devant de l'utérus peut en imposer pour une antéflexion,comme par exemple un cancer de la vessie, ou même un gros calcul vésical déprimant le cul-de-sac vaginal antérieur, mais l'examen méthodique de l'utérus et le cathétérisme vésical permettront d'éviter l'erreur.

Valleix rapporte deux cas où il est arrivé de la sorte au diagnostic. Le premier cas était « un cancer de la vessie, faisant saillie à la partie supérieure du vagin, et donnant lieu à des symptômes de déviation, mictions fréquentes, douleurs, etc., Le cathétérisme utérin démontra que la direction de l'utérus n'était pas changée et que la tumeur restait immobile lorsqu'on mobilisait cet organe ; le cathétérisme vésical permit en outre de reconnaître les lésions de la vessie et les altérations de l'urine.

Dans le deuxième cas, il y avait au devant de l'utérus « une tumeur formée par le *développement de l'ovaire* qui ressemblait également au corps de la matrice » Ici, le cathétérisme utérin fut suffisant ; « il montra que la matrice était seulement repoussée en arrière, puisque la sonde pénétrait directement et que la tumeur était immobile. Le prolongement de cette tumeur vers la fosse iliaque fut reconnue à l'aide du toucher vaginal et du palper hypogastrique combinés. »

On aura beaucoup plus de chances de confondre avec l'antéflexion une tumeur fibreuse interstitielle logée dans la paroi antérieure de l'utérus, quelque soin que l'on apporte à l'exploration bimanuelle et au cathétérisme utérin, comme cela est arrivé à Martineau dans un cas cité par Tripet. Trélat rapporte un cas où les difficultés de diagnostic étaient accrues par la co-existence d'un fibrome interstitiel, avec une antéflexion compliquée de métrite purulente.

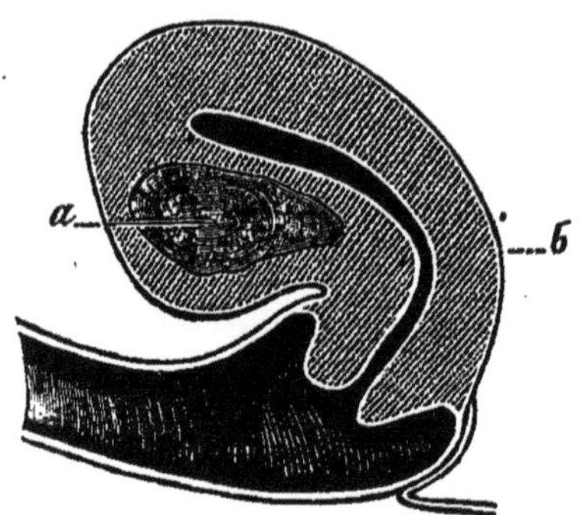

Fig. 14. — Antéflexion avec fibrome inclus dans la paroi antérieure (d'après Sims).

Aucune description ne saurait mieux faire apprécier ces difficultés que la lecture de ces très intéressantes observations que nous allons reproduire pour terminer ce chapitre.

Observation I. (Tripet).

Observation d'un fibro-myome sous-péritonéal pris pour une Antéflexion utérine.

Femme âgée de 38 ans, arthritique, à antécédents goutteux, 5 enfants. Tripet est appelé pour des troubles dyspeptiques accompagnés de douleurs, de fausses angines de poitrine. Un interrogatoire méthodique fit conclure à des troubles nerveux symptomatiques d'une affection utérine, et une consultation avec un spécialiste est acceptée pour le surlendemain.

M. Martineau constate l'existence d'une métrite chronique, avec cellulite pelvienne ; adhérences dans le cul-de-sac latéral gauche, signe d'une pelvi-péritonite antérieure, et enfin au milieu de l'empâtement péri-utérin, il distingue l'existence d'une antéflexion.

Le traitement institué et régulièrement suivi pendant plus de deux mois amena une détente considérable de tous les symptômes, résorption de l'empâtement péri-utérin préexistant, disparition des granulations du col et de l'écoulement muco-purulent antérieur, et la mobilité presque complète de l'utérus dans la cavité pelvienne. Seules l'adhérence relative du col du côté gauche et la légère déviation de ce côté, indiquaient que la cicatrice de la péritonite pelvienne antérieure persistait.

Tripet put alors faire l'hystérométrie, mais, à 48 millimètres de l'orifice externe du col, l'instrument fut arrêté, et cette constatation jointe à ce que donnait le palper abdominal combiné avec le toucher vaginal le confirmèrent dans le diagnostic, précédemment porté par son maître Martineau, de l'existence d'une antéflexion. Comme tous les phénomènes pénibles avaient disparu, il cesse de voir la malade qui continue à se porter assez bien, grâce à l'usage d'une ceinture bien faite.

Cependant les règles, qui pendant le cours du traitement avaient reparu sans douleurs et avec un écoulement modéré, reprirent vers la fin de l'automne, à intervalles de plus en plus rapprochés, tous les 20 jours environ, en présentant une durée plus considérable (8 à 10 jours) et un plus grand écoulement sanguin, voire même des caillots.

En même temps l'écoulement muco-purulent reparaissait avant et après les règles, les troubles digestifs revenaient et Tripet est de nouveau appelé dans les premiers jours de février 1888. Il pensa bien, dès l'abord, que les troubles digestifs (vomissements, brûlures, anorexies, constipations) qui avaient déterminé la malade à l'appeler, étaient comme la première fois tributaires de l'état utérin.

Nouvel examen : le toucher vaginal fait reconnaître la persistance du tissu cicatriciel dans le cul-de-sac latéral gauche, la mobilité presque parfaite de l'utérus dans tous les autres sens ; mais au lieu du simple coude précédemment constaté dans le cul-de-sac antérieur et indiquant l'antéflexion, il fut très surpris de sentir, entre le doigt placé dans le vagin et la main appliquée au dessus du pubis, une tumeur de la grosseur d'une petite mandarine, très mobile, et paraissant indépendante de l'utérus ; l'hystéromètre, introduit cette fois sans aucune difficulté, pénétra très facilement jusqu'au fond de l'utérus nullement antéfléchi, et Tripet constata une profondeur normale de 78 millimètres.

Pour expliquer l'erreur commise à un an de distance, on peut admettre que les choses se sont passées de la façon suivante :

Lors du premier examen à l'hystéromètre, après la résorption de l'engorgement péri-utérin, l'instrument arrêté à 48 millimètres venait butter contre le fibrome utérin, qui, à ce moment, encore interstitiel faisait également saillie à l'intérieur de l'utérus et sur la paroi antérieure sous le péritoine.

Lors du second examen, fait dix mois après, la tumeur par suite de son évolution, ayant été énucléée de la paroi antérieure pour devenir tout-à-fait sous-péritonéale, l'hystéromètre avait pu pénétrer facilement jusqu'au fond de l'utérus, de sorte que le diagnostic antérieur se trouvait par ce fait même réformé.

Observation II. (Trélat).

Fibrome interstitiel de l'utérus. — Antéflexion et métrite purulente.

Femme de 57 ans, qui, bien que mariée depuis très longtemps avec un homme bien constitué, n'a jamais eu d'enfants, n'a jamais été enceinte. C'est à l'âge de 48 ans que la ménopause a eu lieu chez elle et c'est il y a deux ans qu'elle a commencé à être incommodée par des écoulements d'un liquide tout d'abord clair, limpide et incolore, puis devenant peu à peu grisâtre, et dans ces derniers temps, jaunâtre, séro-purulent et même purulent. De plus, depuis 1 an ou 18 mois environ, elle se plaignait de douleurs assez vives, et allait consulter successivement plusieurs médecins. Enfin, n'éprouvant aucun soulagement, elle s'est décidée à entrer à la Charité il y a 2 mois 1/2.

A cette époque elle était quelque peu amaigrie, la coloration de la peau était d'un jaune sale, légèrement cachectique ; les douleurs lombaires, gravatives, avaient augmenté d'intensité et l'écoulement purulent était aussi plus continu, plus abondant. Bref, elle venait avec la conviction qu'elle avait un cancer de l'utérus.

Dans un premier examen, nous ne trouvâmes rien d'autre qu'un col utérin presque virginal, présentant un très petit orifice, lequel laissait s'écouler un liquide séro-purulent.

J'essayai le cathétérisme utérin ; l'hystéromètre le plus petit ne put pénétrer au delà de 2 cm. 1/2, c'est-à-dire sans dépasser la longueur du col. D'où, si nous restions fort incertains, quant au diagnostic à émettre, nous étions toutefois assurés qu'il ne s'agissait pas d'un cancer, du moins un cancer développé dans les conditions ordinaires ; mais, je le répète, aucun diagnostic ferme n'était possible tant que nous ne connaitrions pas l'obstacle qui s'opposait à la pénétration de l'hystéromètre dans la cavité utérine.

D'autre part, trouvions-nous quelque chose qui dénotât une augmentation de volume de l'utérus ? Non. — Dailleurs, il faut bien le dire, ces difficultés de diagnostic se trouvaient encore augmentées par une exagération involontaire de la sensibilité générale de notre malade, femme nerveuse à ce point que si on cherchait à palper le ventre, celui-ci se tendait immédiatement, et que si on touchait à la vulve pour l'examiner, ses cuisses se contractaient et se serraient de façon à rendre tout examen fort difficile.

Ne pouvant donc pénétrer au delà du col utérin, je dus chercher à dilater graduellement l'utérus à l'aide de bourrages du canal cervical, puis du corps utérin, avec des tampons de gaze iodoformée, dont on augmenterait peu à peu le volume. Toutes nos tentatives de dilatation échouèrent devant un obstacle qu'il nous fut impossible de franchir. Cependant, un peu plus tard, j'arrivai à dépasser l'orifice supérieur du canal cervical et à constater que cet obstacle n'était autre qu'une antéflexion utérine prononcée.

Cette antéflexion reconnue, je divisai par une incision l'anneau postérieur du col, sa lèvre postérieure, et avec un bistouri boutonné, j'allai entamer un peu l'angle de la muqueuse utérine qui formait la coudure afin de me créer enfin un accès dans la cavité de l'organe.

Désormais la dilatation complète devenait possible ; nous l'obtînmes suffisante en effet, pour, la malade ayant été préalablement chloroformée, pratiquer le toucher utérin et reconnaître avec le doigt un fait très simple, c'est-à-dire l'existence, dans la partie profonde de l'utérus, d'un petit fibrome dont l'origine, très ancienne, se perdait dans la nuit des temps. Il occupait le lieu même de l'antéflexion et son volume ne dépassait pas celui d'une noisette.

Le diagnostic fait ainsi par l'examen digital, nous avons cessé toute dilatation de l'organe, nous bornant à traiter la métrite purulente par des soins de propreté et des lavages antiseptiques. Bientôt tout écoulement a cessé et la malade, impatiente de rejoindre ses pénates, a quitté l'hôpital hier même.

C'est là un cas intéressant par les difficultés du diagnostic rendues plus grandes encore par la sensibilité et la résistance involontaire de la malade aux examens rendus nécessaires par son état morbide, intéressant aussi dans ce sens que si aucun diagnostic ferme n'avait pu être fait, aucun traitement n'eût été possible.

TRAITEMENT

PRÉLIMINAIRES

L'étude qui précède nous a permis d'établir qu'il y a lieu d'admettre l'existence d'une antéflexion pathologigue, en tant que condition vraiment morbide. Mais au moment d'aborder son traitement, il ne nous semble pas inutile de rappeler, si ce n'est que pour les réfuter une fois de plus, quelques-unes des nombreuses objections sur lesquelles les auteurs s'appuyaient pour refuser à l'antéflexion tout caractère pathologique, et par suite tout traitement.

Barthez, Soudry, Aran, Scanzoni proclamaient qu'une simple antéflexion utérine, sans *engorgement* de l'utérus et sans leucorrhée, ne réclame aucun traitement direct, excepté lorsqu'il existe une altération pathologique dans les tissus de l'organe.

Malgaigne cite un *cas curieux d'antéflexion* où il vit « la ployure de l'organe diminuer et disparaître pendant la durée d'un traitement qui consistait à placer des cataplasmes sur l'hypogastre et à laisser faire la nature. » Nous avons tout lieu de supposer que dans ce cas l'antéflexion n'était pas encore devenue fixe et par suite ne rentrait pas dans le cadre des antéflexions pathologiques.

D'après Fari (93), l'antéflexion par elle-même ne produit aucun symptôme ; qu'elle soit primitive ou secondaire, son histoire symptomatique se réduit à celle des complications ; la stérilité elle-même ne serait qu'un effet de ces dernières.

Gill Wylie (337) considère toutes les antéflexions comme des cas de développement imparfait de l'utérus et déclare qu'un déplacement purement mécanique ne saurait être considéré comme une maladie.

Priestley (236) se demande si un certain nombre des symptômes attribués à l'antéflexion ne sont pas liés à un état morbide surajouté, et même si des symptômes actifs surviennent dans l'antéflexion simple, en l'absence de complications de nature inflammatoire.

Ces auteurs arrivaient tous à la conclusion qu'il faut traiter les complications et soulager les souffrances, sans s'occuper de la flexion elle-même, et dès lors les nombreux insuccès thérapeutiques qu'ils rencontraient ne doivent plus nous surprendre, puisqu'ils cherchaient à combattre l'effet en laissant subsister la cause. « Je ne saurais trop blâmer, dit Oakley Vanderpœl (308) la mode actuelle d'attribuer tous les troubles physiques ou nerveux de la femme à une affection utérine, et de trouver dans l'état que présente l'utérus au travers d'un spéculum la *fons et origo* de toutes ses souffrances..... En ce qui concerne l'antéflexion, aucun traitement local ou dérivatif ne saurait rendre à l'organe sa position normale, si on ne tonifie au préalable le système nerveux général, et ce résultat une fois obtenu, il n'y aura plus lieu d'intervenir localement. »

Lombe Atthill (10) déclare que l'antéflexion n'est pas une condition pathologique et qu'elle ne demande aucun traitement. Si elle co-existe avec la dysménorrhée, dit-il, et qu'elle dépende d'une cause utérine, on reconnaîtra que cette cause est le plus souvent un col conique et une sténose du canal cervical. Dans un cas de dysménorrhée liée à l'antéflexion, William Goodel conseille de dilater le col, mais il ne croit pas nécessaire de chercher à corriger l'antéflexion (117).

Nos conclusions antérieures nous dispensent de réfuter trop longuement ces opinions. La symptomatologie nous a déjà appris, par exemple, qu'il existe des relations très étroites entre la flexion utérine et les symptômes hystériformes, notamment la mélancolie. Byford va même jusqu'à certifier (46) que ces symptômes peuvent accompagner l'antéflexion *en l'absence de sténose et de dysménorrhée ;* il cite à l'appui de son dire l'observation d'une primipare atteinte d'antéflexion utérine sans sténose, chez laquelle l'irritabilité de caractère, les préoccupations, l'abattement et les défaillances arrivaient à un tel degré qu'il n'hésita pas à recourir au redressement de l'utérus à l'aide de bougies, et dès les premières séances l'amélioration des troubles nerveux fut très appréciable.

Hartmann (128) avait déjà publié, en 1863, un cas analogue tellement démonstratif que nous allons le reproduire in extenso :

Observation

« En novembre 1849, dit Hartmann, je fus appelé auprès de Mme F...., qui, dans l'intervalle de cinq ans, avait consulté plusieurs célébrités médicales. Le diagnostic qui avait été porté était « rhumatisme chronique et névralgie faciale ». Tous les narcotiques avaient été employés, tant à l'extérieur qu'à l'intérieur ; on avait prescrit les toniques, les résolutifs, les eaux minérales ; on avait fait l'extraction de plusieurs dents, et même, en désespoir de cause, on avait eu recours au magnétisme animal. Tous ces moyens n'avaient procuré qu'un soulagement passager.

« J'envisageai la situation sous un autre aspect, et je considérai que c'est dans l'utérus que siégeait la cause du mal. En effet, la maladie datait de la dernière couche qui était la troisième et qui avait donné lieu à une inflammation locale. Depuis ce temps, la femme n'est plus devenue enceinte, les règles étaient devenues douloureuses ; l'écoulement menstruel, peu abondant, contenait des caillots. Il y avait en même temps des troubles digestifs et de la constipation opiniâtre ; la défécation était devenue douloureuse. La femme avait déjà souffert autrefois d'une névralgie faciale, mais peu à peu cette névralgie s'est aggravée, et lorsqu'elle vint me consulter, toutes les branches du trijumeau étaient prises. L'excitabilité générale était extrême.

Je trouvai l'utérus augmenté de volume et fortement fléchi ; le fond était situé plus bas que le col.

Le redresseur de Simpson (2e variété) fut introduit et les douleurs cessèrent du coup, de sorte qu'un confrère présent s'écria : « Vous avez accompli un miracle ! ».

Dix jours plus tard, les douleurs reparurent cependant, mais elles avaient moins d'intensité ; il y eut encore plusieurs crises pendant les premiers trois mois que le redresseur fut porté, puis elles cessèrent complètement.

Le redresseur n'occasionnait aucune gêne ; je donnais en même temps du fer, des bains de siège tièdes et de l'extrait de nicotiane, tant que les douleurs revenaient de temps en temps.

Les règles étaient redevenues normales, l'appétit bon et les forces augmentèrent peu à peu.

Le redresseur fut porté pendant cinq mois ; depuis, il n'y a pas eu de récidive et l'utérus est encore droit aujourd'hui, douze ans après le redressement. »

D'autres auteurs ont cru prouver que les symptômes morbides qui accompagnent l'antéflexion ne sont pas attribuables à la déviation elle-même, en alléguant qu'il existe des antéflexions fixes ne donnant lieu à aucun symptôme.

Nous pouvons nous contenter de répondre à cela que si l'antéflexion est parfois silencieuse dans ses manifestations, il ne s'ensuit pas qu'elle ne soit pas une condition pathologique capable de réveiller un jour ou l'autre l'activité du processus morbide.

Grailey Hewitt a constaté que l'antéflexion utérine survient d'ordinaire lentement et se prononce graduellement. D'autre part, la pathogénie nous a appris que l'occlusion des veines utérines consécutive à la flexion entraîne une congestion de l'utérus se propageant secondairement aux trompes, aux ovaires et au péritoine pelvien, et Mosely (207) insiste sur le fait que l'antéflexion précède ordinairement l'inflammation et peut exister des mois et des années avant d'y aboutir.

En effet, ajouterons-nous, aussi longtemps que la musculature utérine possède une tonicité suffisante pour conserver le calibre du réseau vasculaire qu'elle renferme, l'équilibre se maintient dans la circulation pelvienne ; mais du moment où le muscle ne suffit plus à sa tâche sous l'influence des causes mêmes qui ont altéré sa structure et amené la flexion, la congestion passive s'établit avec toutes ses conséquences. Nous comparons volontiers ce processus à celui qui accompagne les lésions valvulaires du cœur dont personne ne songe à nier l'influence dans la genèse de l'asystolie. Ces lésions valvulaires peuvent durer plus ou moins longtemps sans donner lieu à des symptômes d'asystolie, grâce à l'hypertrophie compensatrice du muscle cardiaque, mais l'asystolie se déclare le jour où l'équilibre est rompu.

Il semblerait donc que l'antéflexion puisse être justiciable d'un traitement tout au moins d'ordre purement médical, même en l'absence de troubles fonctionnels, mais on aura rarement l'occasion d'agiter ce point, puisque l'on fait le plus souvent le diagnostic d'antéflexion chez des femmes qui accusent, depuis de longues années déjà, des troubles menstruels joints à des douleurs lombaires avec irritabilité vésicale, chlorose, troubles gastriques et intestinaux, neurasthénie ou stérilité.

Dans la pratique, par conséquent, on ne sera appelé à intervenir et on n'est vraiment autorisé à le faire, que dans deux conditions bien déterminées :

1° L'existence de symptômes morbides.

2° L'antéflexion compliquée de stérilité.

Reste la question de l'antéflexion dite *congénitale*, qui d'après Schultze ne serait jamais pathologique. Nous avons déjà fait pressentir nos idées à ce sujet et nous avons montré que cette variété d'antéflexion peut devenir fixe et s'accompagner de symptômes morbides très caractérisés.

Nous nous demandons même jusqu'à quel point l'on est autorisé à lui reconnaître une origine congénitale et inclinons beaucoup à admettre qu'elle n'est que la persistance, chez l'adulte, d'une forme congénitale très fréquente dans la première enfance, persistance due à un défaut de développement sous l'influence de causes étiologiques variables, nullement congénitales, et que, par suite, cette variété doit être considérée comme acquise, au même titre que les causes dont elle dérive.

Le caractère pathologique de l'antéflexion une fois établi, il nous faut maintenant rechercher le traitement qui lui convient.

Ici encore nous rencontrons les opinions les plus diverses, et cela pour plusieurs raisons :

1° — Parce que beaucoup d'auteurs ont considéré les conditions comme purement mécaniques et ont dirigé leur traitement en conséquence.

2°—D'autres les ont considérées comme résultant d'une action inflammatoire et leur traitement repose uniquement sur cette considération.

3° — D'autres, enfin, et en très grand nombre, n'ont tenu compte que des symptômes qu'ils ont traités empiriquement.

En réalité, la véritable indication thérapeutique est de corriger la déviation en même temps que les complications utérines ou péri-utérines qui l'accompagnent, pour la raison que, lorsque l'affection est d'origine mécanique, la cause première persiste, et lorsqu'elle résulte d'une phlegmasie utérine, le plus souvent d'ailleurs associée elle-même à des conditions qui favorisent la flexion, la guérison de l'inflammation ne suffit pas à redresser l'axe utérin dont la coudure ne tarde pas à réveiller les conditions morbides préexistantes.

En redressant l'utérus, au contraire, et en rendant au canal utérin son calibre normal. on rétablit l'équilibre dans la circulation utérine et péri-utérine, et le traitement des complications devient par suite plus facile et la guérison plus durable.

Ici comme toujours, *sublata causa tollitur effectus*. Dans le cas présent, le point en litige était précisément la détermination de cette cause ; nous pensons l'avoir suffisamment élucidé et terminerons cette longue diversion en répétant les paroles de Gaillard Thomas : « C'est l'antéflexion qui est la cause réelle de la congestion et des lésions inflammatoires, et jusqu'à ce qu'on la guérisse, tous les autres traitements demeureront infructueux. » De là suit l'importance capitale du redressement de l'utérus lorsqu'il est fléchi, et du traitement de toutes les complications concurremment avec celui des flexions.

L'idée d'instituer un traitement pour corriger l'antéflexion pathologique n'est donc pas une *aberration de l'esprit*, et nous allons passer en revue les différentes méthodes proposées, pour discuter ensuite leur valeur respective et tâcher d'en déduire des conclusions pratiques.

REDRESSEMENT DE L'UTÉRUS

ET SON MAINTIEN A L'AIDE DE

CEINTURES HYPOGASTRIQUES & DE PESSAIRES

L'influence pathogénique de la flexion utérine une fois admise, la première indication thérapeutique qui se présente à l'esprit est de rétablir les rapports normaux du corps avec le col, en redressant l'axe de l'organe.

Ce redressement peut s'opérer soit à l'aide des doigts, soit à l'aide d'instruments.

A. Redressement manuel.

Pour réduire l'utérus en antéflexion à l'aide des doigts, on a recours à une manœuvre bimanuelle dont voici la technique conseillée par Sims :

« La malade étant dans le décubitus dorsal, et la vessie ayant été vidée au préalable, on introduit l'index gauche au fond du cul-de-sac antérieur, qu'on refoule en avant et en haut; le col suit dans la même direction, ce qui fait sortir le fond de l'organe de la place qu'il occupait derrière le pubis. On fait ensuite pénétrer les bouts des doigts de la main droite placée à l'extérieur, en arrière du pubis, de façon à ce que les doigts des deux mains sentent qu'il n'y a rien entre eux que les parois de l'abdomen et les parois plus minces encore de la vessie et du vagin.

« Pendant que la main droite est ainsi fortement maintenue à la place même occupée par le fond de l'utérus, on glisse vivement l'index gauche dans le cul-de-sac postérieur, que l'on pousse en avant jusqu'à ce que le doigt soit venu se loger derrière le col. On l'élève ensuite, pour ainsi dire, à la hauteur du bout des doigts de la main droite, avec lesquels on presse le fond et l'on renverse tout l'organe en arrière en le soulevant presque au contact avec les parois abdominales. »

Cette manœuvre n'est possible que lorsque l'angle de flexion n'est pas encore devenu rigide par rétraction cicatricielle des zones inflammatoires, et lorsqu'il n'existe pas d'adhérences qui l'immobilisent; mais quand ces conditions existent, la réduction n'est possible qu'à l'aide d'instruments.

B. Réduction instrumentale.

Parmi les nombreux instruments imaginés pour le redressement d'un utérus fléchi, les plus simples sont assurément l'hystéromètre ordinaire, à olive terminale volumineuse, les sondes de Simpson, de Peaslee; puis viennent les tiges courbes qui, une fois introduites dans l'utérus, peuvent se redresser au moyen d'un mécanisme à vis ou encore au moyen d'une tige articulée à charnières; telles sont les sondes de Trélat, Elliot, Sims, Emmet, Skene, etc., dont le rouage plus ou moins compliqué n'offre aucun avantage réel sur le simple hystéromètre, ce qui nous permettra d'en négliger la description détaillée.

Quel que soit le redresseur employé, les précautions à observer dans son introduction sont toujours celles que nous avons exposées au chapitre du Diagnostic; nous n'y reviendrons pas.

Lorsqu'on redresse l'utérus avec la sonde, voici le manuel opératoire décrit par Mundé :

« Après avoir introduit l'instrument jusqu'au fond de l'utérus, la concavité en avant, on imprimera à la sonde un mouvement de rotation jusqu'à ce que sa courbure soit dirigée en sens inverse. Ce mouvement de rotation sera exécuté avant tout par le manche de la sonde; de cette manière, la pointe de l'instrument sera simplement retournée; elle ne décrira qu'une courbe très petite et n'exercera aucune violence sur la muqueuse utérine. Par cette manœuvre, la courbe du canal utérin se trouve renversée, l'utérus lui-même n'est pas encore réduit, et, pour arriver à ce résultat, il faut relever le manche de l'instrument jusqu'à la symphyse. »

Quels sont les résultats du redressement brusque, manuel ou instrumental? Les auteurs sont presque tous d'accord aujourd'hui pour reconnaître qu'il est complètement inutile et que la déviation utérine se reproduit dès que l'instrument est retiré.

Nous citerons cependant l'opinion de Grailey Hewitt (140, p. 239), qui dit avoir obtenu de bons résultats avec le cathétérisme utérin répété, employé à titre d'excitant pour renforcer le muscle utérin en réveillant ses contractions. Grailey Hewitt pratique ce cathétérisme tous les deux ou trois jours, et, dans certains cas, une fois par semaine seulement. Il maintient la sonde en place cinq minutes d'abord, et augmente ensuite progressivement de cinq minutes chaque fois, jusqu'à une demi-heure ou une heure.

Skene (275) considère également que chaque tentative de redressement contribue à rendre les conditions meilleures, ne serait-ce qu'en facilitant les cathétérismes subséquents, et croit qu'en supprimant pour un moment l'obstacle à la circulatien utérine, il diminue progressivement l'intensité des symptômes.

Mais le cathétérisme, pour certains auteurs, ne serait pas exempt de dangers. « La sonde utérine, dit Marion Sims, est d'une grande valeur comme moyen de diagnostic, quoique la pratique du toucher ait rarement besoin de son secours; mais employée comme redresseur, elle peut faire beaucoup de mal, et on ne devrait jamais l'appliquer à cet usage. »

Suivant d'autres, le redressement serait dangereux dans les cas où il existe des adhérences ou un amincissement notable de la paroi antérieure. Dans le premier cas, il pourrait réveiller un processus inflammatoire à l'état latent; dans le second, il exposerait aux perforations. Ces accidents sont le plus souvent faciles à éviter entre des mains prudentes et expérimentées; quant aux complications septiques occasionnées par le cathétérisme, l'observation rigoureuse des règles de l'antisepsie suffit pour les écarter avec certitude.

En résumé, pour n'être pas vraiment dangereuse, la méthode n'en demeure pas moins à peu près inutile et l'on pourrait être tenté de l'écarter définitivement. Mais si le redressement brusque est incapable, à lui seul, d'amener la guérison, il n'en demeure pas moins le premier temps opératoire dans la plupart des procédés thérapeutiques que nous étudierons, et à ce titre mérite d'être conservé. L'utérus une fois redressé, il fallait donc chercher à le maintenir dans sa position normale au moyen d'appareils orthopédiques ; ceux-ci comprennent les ceintures hypogastriques et les pessaires.

Ceintures hypogastriques.

Les ceintures hypogastriques, construites sur les principes des bandages herniaires, sont munies d'une petite pelote destinée à soutenir le fond de l'utérus, en le relevant en arrière. Telles sont les ceintures de Pajot et celle de Gaillard Thomas dont la pelote, en bois de cèdre poli, longue de 15 centimètres sur 7 1/2 de large et et 5 d'épaisseur (Mundé), appuie sur l'hypogastre par une surface fortement convexe. La pression qui s'exerce ainsi sur l'hypogastre refoule en haut la masse intestinale et l'empêche d'augmenter la la flexion utérine en pesant sur le fond de l'organe.

Les ceintures hypogastriques peuvent diminuer l'acuité des symptômes et sont dès lors recommandables à titre purement palliatif, mais elles sont le plus souvent impuissantes à maintenir l'utérus réduit.

Pessaires vaginaux.

Nous nous étendrons davantage sur le traitement de l'antéflexion par les pessaires, la question étant l'objet de controverses dont l'importance vaut la peine qu'on s'y arrête.

Tandis que certains chirurgiens, avec Bouilly, se servent encore de pessaires, d'autres les écartent systématiquement. Terrier professe pour ces instruments « une horreur instinctive » et pour Segond « les pessaires, si bien appliqués qu'ils soient, sont des hôtes plus ou moins gênants, et leurs inconvéniens ont une évidence particulière lorsqu'il s'agit d'une femme encore jeune ». Nous allons donc examiner le mode d'action des pessaires dans l'antéflexion, et aussi leur influence plus générale en tant que pessaires.

Notre étude ne portera que sur les pessaires vaginaux, l'introduction des pessaires intra-utérins étant subordonnée à la dilatation de la cavité utérine qu'il nous faudra décrire au préalable.

Certains auteurs se contentent de fixer le col en position normale, au centre de l'excavation, au moyen d'un simple anneau pessaire élastique ; la correction de la position du col amènerait secondairement celle du corps.

Cette méthode a peut-être une influence heureuse dans l'antéversion, mais nous ne voyons pas par quel mécanisme elle peut arriver à opérer le redressement d'une flexion.

Passons aux pessaires construits spécialement pour l'antéflexion et destinés à exercer sur l'utérus un effet mécanique en redressant l'angle formé par le corps et le col, pour diminuer enfin la compression veineuse et faciliter, par là même, la circulation en retour.

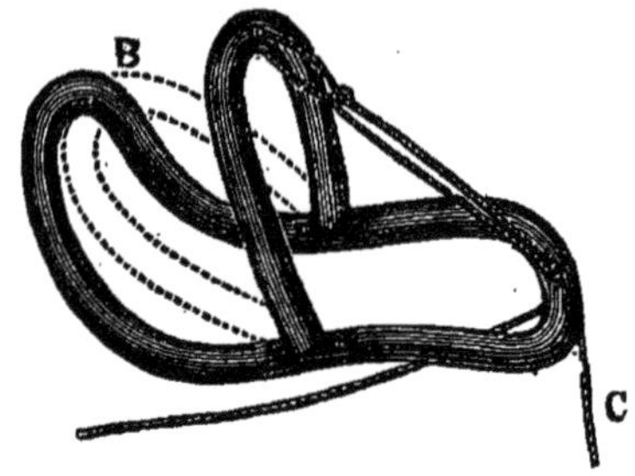

Fig. 15. — Pessaire à boucle mobile, de Gaillard-Thomas.

Citons en premier lieu le pessaire à boucle mobile de Gaillard Thomas (fig. 15). C'est un simple pessaire de Hodge sur lequel s'articule une anse mobile supplémentaire, partant du bras postérieur du levier et se dirigeant vers le cul-de-sac antérieur pour soutenir la face antérieure du corps. En même temps, la partie postérieure de l'anneau embrasse le corps en arrière, et le ramène en avant, tandis que sa partie antérieure s'appuie sur le vagin pour maintenir l'appareil en place.

Pour introduire ce pessaire, on replie l'anse mobile sur l'anneau après l'avoir munie d'un ruban dont les deux chefs sont attirés hors de la vulve. « Aussitôt que la convexité de la courbure supérieure a touché le col, dit Mundé, l'index de la main gauche poussera l'arc supérieur sous et derrière le col, tandis que simultanément la main droite, tirant sur les deux bouts du ruban, relèvera entièrement la barre mobile. L'utérus se trouve alors placé entre l'arc postérieur et la barre mobile *comme sur une selle* ou comme s'il était suspendu entre deux cables. » Mais, pour cet auteur, l'instrument présente un inconvénient qui « consiste dans la tendance de la barre mobile à se replier en arrière par les mouvements du vagin et l'état de distension variable de la vessie. Il s'ensuit que le col peut être pincé entre cette barre et l'arc postérieur de l'instrument, et même si fortement comprimé qu'il en résulte des ulcérations et des grandes souffrances pour la malade. »

Gaillard Thomas a égalemant imaginé pour l'antéflexion un pessaire à coupe dont nous empruntons les détails à Mundé (213), Lorsque cet instrument est appliqué, le col est placé dans un anneau clos ou en partie ouvert, tandis que le corps utérin appuie contre une plaque arrondie en caoutchouc durci et poli. Une barre antérieure mobile passe contre le pubis et empêche l'appareil de tourner dans le vagin.

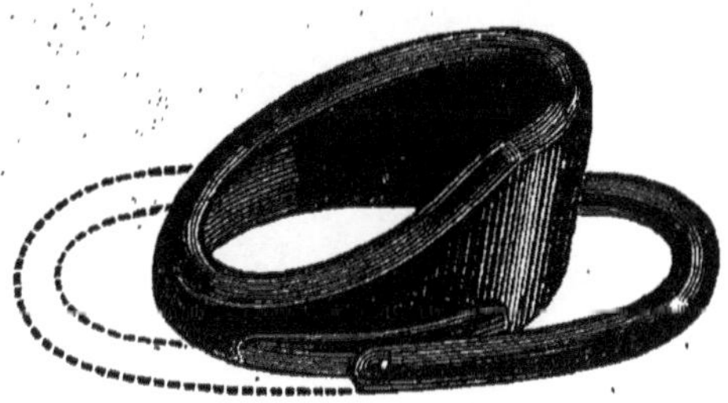

Fig. 16. — Pessaire à coupe fermée de Gaillard-Thomas (d'après Mundé).

Le pessaire à anneau fermé (fig. 16) s'introduit l'anse mobile étant pendante ; la plaque est insérée de profil et poussée jusqu'au col. Le doigt dirige alors en arrière le segment postérieur de l'anneau dans lequel on ajuste le col ; enfin, on relève la barre mobile, en la conduisant le long de la paroi antérieure du vagin.

Lorsqu'on emploie le pessaire à anneau ouvert (fig. 17), une fois la plaque en position, il suffira d'une simple pression exercée par le doigt sur la partie inférieure et dirigée en arrière pour que la barre mobile se relève et soit aisément mise en place. L'avantage de cet appareil est que le col ne peut être comprimé (fig. 18) Mundé dit que l'introduction de ces intruments à anse mobile est rendue plus facile par l'application préalable du spéculum.

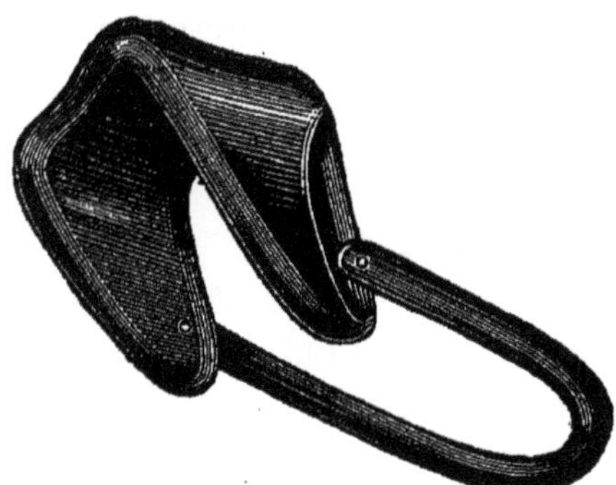

Fig. 17. — Pessaire à coupe ouverte de Gaillard-Thomas (d'après Mundé).

Pour clore la liste des pessaires à antéflexion les plus usités nous signalons en dernier lieu le *pessaire en berceau* de Grailey Hewitt (fig. 19).

Ce pessaire est représenté par deux anneaux elliptiques, infléchis sur leur axe longitudinal et fusionnés par leurs arêtes supérieures de manière à former un angle aigu dont le sommet, figuré par une barre transversale, s'appuie sur le corps de l'utérus qu'il refoule en arrière vers sa position normale.

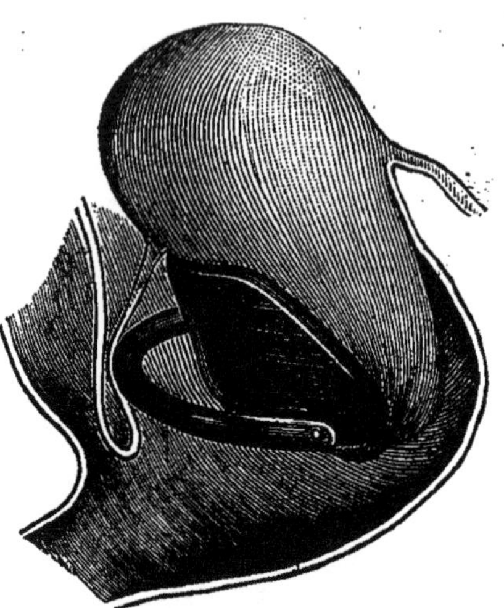

Fig. 18. — Pessaire à coupe ouverte, de Gaillard-Thomas, en position (d'après Mundé).

On introduit ce pessaire « en le présentant de côté à l'ouverture vulvaire et aussitôt que la barre transversale, c'est à dire le sommet, a pénétré dans le vagin, ou pousse la barre la plus longue derrière le col, l'autre se place le long de la paroi antérieure du vagin ; l'utérus appuie contre la barre transversale et le col est placé dans la courbure postérieure. » (Mundé)

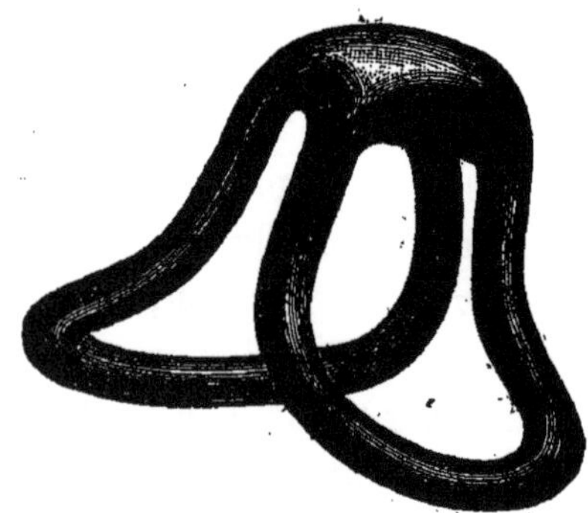

Fig. 19. — Pessaire en berceau, de Grailey-Hewitt.

Nous voyons en somme que tous ces appareils présentent une barre transversale destinée à soutenir le corps de l'utérus et tendent en outre à refouler le corps en avant.

Quelle est donc leur action sur l'antéflexion ?

C'est ici que se montrent les divergences. Pour les uns les résultats seraient très appréciables, pour les autres ils seraient nuls ou même nuisibles,

Gaillard Thomas assure que le pessaire, bien que ne s'adressant pas à la cause première, permet de supprimer un des symptômes les plus douloureux, la dysménorrhée, qui aggrave souvent et prolonge l'affection dont elle est le résultat.

Studley (282) croit le pessaire utile dans un grand nombre de cas où il n'est pas nécessaire de recourir à des mesures plus sévères, et, même lorsqu'il ne corrige pas du tout la flexion, il aurait une action très favorable en donnant à l'utérus une position en rapport avec l'axe pelvien.

Mundé déclare qu'aucun appareil ne redressera complètement un utérus antéfléchi ; il pense toutefois qu'une légère diminution

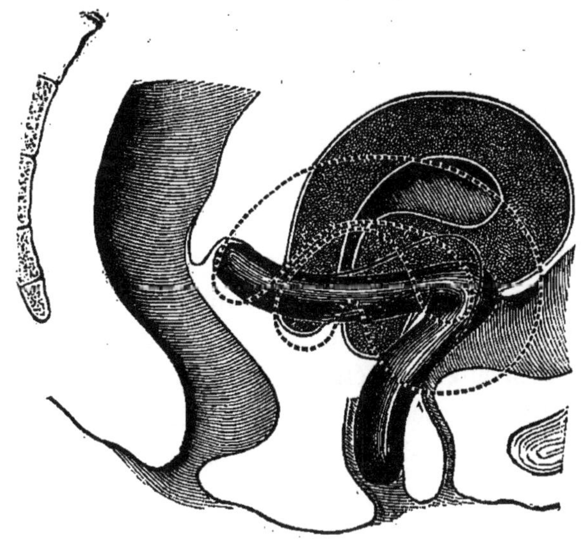

Fig. 20. — Pessaire en berceau en position (d'après Grailey-Hewitt).

de l'angle de flexion suffit pour guérir la dysménorrhée et la stérilité et il explique comment la pression exercée par la barre transversale du pessaire en berceau sur la partie antérieure fléchie de l'utérus « peut, après un certain temps rendre l'angle de flexion moins aigu, sans qu'on puisse néanmoins attendre la guérison complète de cette infirmité par le pessaire seul. »

Halliday Croom (125) certifie que le champ d'action des pessaires à antéflexion, si toutefois il en est un, se limite aux cas où le déplacement ne dépend pas d'une inflammation péri-utérine, mais est uniquement dû à son augmentation de poids, et même dans ce cas, les ennuis qu'ils procurent à la malade et au médecin suffisent amplement pour contre-balancer l'amélioration passagère qu'ils procurent. Wylie (337) établit en principe qu'il est très rare d'obtenir quelque amélioration avec un pessaire à antéflexion ; cet instrument serait tout au plus un palliatif dont on pourrait se passer et n'agirait pas tant en redressant la flexion qu'en prévenant le prolapsus et peut-être en fixant le fond. « Si l'on n'avait jamais enseigné l'usage des pessaires dans de tels cas, dit-il, on aurait évité beaucoup de complications fâcheuses et fait plus de progrès dans le bon chemin .»

Ceci nous conduit à parler des objections formulées par les détracteurs des pessaires vaginaux, quelle que soit leur variété, objections fondées sur les motifs suivants : Le vagin n'a jamais été destiné à loger des corps étrangers (Denslow Lewis) ; son degré de tolérance, très variable suivant les malades, dépend encore de la forme et des dimensions du pessaire, comme aussi des soins qu'on apporte à surveiller son action.

Lorsqu'il existe un ovaire prolabé dans le fond du Douglas ou enflammé, une salpingite ou une tumeur, on observe souvent des douleurs sourdes et continues par compression du pessaire, de la cystite avec strangurie, ténesme.... etc, accidents dus à l'exacerbation de vieux processus de paramétrite et de périmétrite, qui nécessitent la suppression de l'instrument.

L'irritation causée par la présence d'un corps étranger, comme le pessaire, détermine un gonflement de la muqueuse vaginale, perceptible au toucher vaginal sous forme d'un bourrelet siégeant au devant du bord antérieur du pessaire.

La compression de l'urèthre jointe à l'inflammation de la muqueuse et de la sous-muqueuse peut aboutir à une rétention d'urine complète (Denslow Lewis). On a noté également la retention des matières fécales par occlusion du rectum (Bayard)

L'inflammation de la muqueuse vaginale peut se transmettre aux tissus voisins pour aboutir à des complications telles que paramétrite, abcès pelviens, pelvipéritonite, péritonite généralisée avec iléus, pouvant se terminer par l'infection, la cachexie, et la mort.

D'autres fois, les sécrétions vaginales s'exagèrent au point que le pessaire s'incruste de matières calcaires dures et que sa lumière s'oblitère. Il se produit alors dans toute la surface muqueuse et jusque dans les tissus voisins une inflammation qui se termine par la formation de fongosités finissant par enclaver l'instrument. Bérard rapporte un cas où un pessaire était demeuré dans le vagin pendant 25 ans, en produisant une oblitération presque complète : le vagin n'était plus représenté que par un cul-de-sac communiquant avec le reste de la cavité par un petit orifice en bouton de chemise, situé à la partie supérieure.

L'irritation continue produite par le corps étranger peut causer des ulcérations vaginales qui peuvent elles-mêmes aboutir à des fistules ou perforations vésicales et rectales, résultant d'une gangrène par compression des muqueuses vaginale, uréthro-vésicale et rectale entre le pessaire et les parois osseuses.

Les statistiques de Neugebauer (217) et Lewis (180) signalent les accidents suivants :

Perforations du rectum (47 cas).

Perforations de l'urèthre

Perforations de la vessie (44 cas)

Perforation du rectum et de la vessie (21 cas).

Fistules vésico-vaginales (36 cas).

Fistules urétéro-vaginales

Enclavement du pessaire dans les tissus adjacents au vagin (3 cas).

Perforations du Douglas (2 cas).

Pénétration du pessaire dans le tissu cellulaire du bassin.

Denslow Lewis signale encore :

6 cas de pénétration du pessaire dans l'utérus.

1 cas d'atrésie de l'orifice externe avec pyométrie, terminé par la mort.

1 cas de néoplasme des parois vaginales qu'il attribue à la présence du pessaire.

3 cas d'avortement.

2 cas où l'ablation du pessaire fut on ne peut plus difficile au quatrième mois de la grossesse.

8 cas de carcinome utérin, attribuables au pessaire (?)

1 cas où l'utérus tout entier s'engagea dans l'orifice du pessaire pendant un violent accès de toux et s'étrangla tellement que l'instrument dut être coupé en morceaux pour être extrait.

On peut relever encore, dans la littérature médicale, des cas de mort consécutive aux complications occasionnées par le pessaire :

— Mort par péritonite après incision de la paroi recto-vaginale pour l'extraction d'un pessaire enclavé (Lisfranc).

— Mort par épuisement nerveux après extraction d'un pessaire enclavé (Henkel).

— Mort par septicémie due à l'ulcération avec perforation du rectum (Maercker).

— Mort par exacerbation d'une vieille pelvi-péritonite (Bernutz et Goupil).

— Deux cas de mort par urémie après l'extraction du pessaire dans des cas de paramétrite septique purulente (Kelly, Gillette)

— Mort par pyométrie consécutive à l'atrésie de l'orifice utérin, produite par un pessaire (Robin).

— Mort par paramétrite (Neugebauer).

— Mort par cancer présumé, où l'autopsie montre la présence d'un pessaire s'étant frayé un chemin jusque dans la vessie et dans le cul-de-sac de Douglas.

Quelle conclusion tirerons-nous de tous ces faits, et faut-il éliminer d'emblée les pessaires, ou proclamer avec Fritsch que leur vente devrait être réglementée comme celle des médicaments toxiques ?

On pourrait nous objecter alors que l'abstention complète d'un moyen discuté peut parfois être aussi nuisible que son emploi à outrance. « Il n'y a probablement dans toute la pratique gynécologique, dit Mundé, aucune mesure thérapeutique qui soit aussi mal comprise et aussi mal conduite que l'emploi des pessaires... *Choisis et adaptés avec soin*, *convenablement surveillés*, les pessaires vaginaux sont non seulement utiles, mais encore indispensables dans le traitement des déplacements utérins. »

Nous pensons toutefois que, sans être indispensables dans l'antéflexion, où leur influence mécanique sur la déviation est des plus contestables et leur succès des plus médiocres, les pessaires joints à d'autres méthodes de traitement rationnel peuvent cependant procurer à la malade quelque soulagement, en remettant l'utérus dans l'axe pelvien, et sont dès lors recommandables à titre palliatif, lorsque la malade ou son entourage refusent des moyens plus efficaces en même temps que plus énergiques.

Quant aux accidents signalés plus haut, on peut les éviter le plus souvent si l'on applique un pessaire convenable, en insistant particulièrement auprès de la malade sur la nécessité absolue d'une surveillance attentive et de l'observation rigoureuse des règles de l'antisepsie.

Le pessaire, dit Mundé, ne doit pas distendre le vagin, sinon il est trop volumineux; il ne doit occasionner ni douleur, ni incommodité, et la malade ne doit même pas s'apercevoir de sa présence si ce n'est par le soulagement qu'elle éprouve.

La malade doit être instruite sur l'importance des injections vaginales antiseptiques pour combattre la leucorrhée et empêcher la formation des incrustations calcaires sur le pessaire. Elle ne manquera pas non plus de se rendre à intervalles réguliers auprès du médecin qui enlèvera le pessaire pour le nettoyer, le rendre aseptique et profitera de l'occasion pour constater le résultat obtenu.

Il est cependant des contre-indications absolues à l'emploi du pessaire. Telles sont les inflammations aiguës du vagin, de l'utérus ou des annexes et la fixation de l'utérus dans sa position pathologique par des adhérences ; il faut alors guérir ces phlegmasies par un traitement approprié ou libérer les adhérences par le massage avant d'instituer le traitement mécanique. Lorsque les parties sont chroniquement enflammées, ou trop sensibles pour supporter la pression exercée par le pessaire, on fera bien de recourir à un traitement préparatoire, tel que le bourrage de la cavité vaginale par des tampons glycérinés. Cette méthode désignée sous le nom de *columnisation du vagin* est représentée par Quincieu (237) comme un véritable *glycéro-pessaire*, destiné à assouplir les tissus en déterminant une abondante sécrétion aqueuse, et capable de « reformer rapidement une cavité de Douglas primitivement indurée et presque nulle. »

DILATATION ET THÉRAPEUTIQUE INTRA-UTÉRINE

Nous avons vu, en étudiant la pathogénie, le rôle important que joue la métrite dans la genèse de l'antéflexion et des complications péri-utérines. Il était donc tout naturel que l'on songeât à guérir l'état pathologique de la muqueuse utérine pour être ensuite plus en mesure de combattre efficacement la déviation elle-même.

Les moyens thérapeutiques dont nous disposons à cet effet sont la dilatation du canal utérin suivie de l'antisepsie intra-utérine et de l'abrasion ou de la cautérisation de la muqueuse.

Dans un certain nombre des cas traités de la sorte, l'antéflexion n'a pas été corrigée, mais les symptômes morbides sont devenus silencieux toutes les fois que les phénomènes de métrite ont pu être améliorés ou guéris. (Boursier).

Nous aurons à considérer deux grandes méthodes de dilatation.

1° La dilatation extemporanée instrumentale, graduelle ou rapide, avec ou sans anesthésie.

2° La dilatation lente et progressive à l'aide des tentes intra-utérines, sans anesthésie.

Dilatation extempóranée graduelle.

La dilatation extemporanée sans anesthésie est une dilatation graduelle qui se pratique à des intervalles variables et consiste dans le passage d'une série de mandrins de Hégar destinés à dilater l'utérus tout en le redressant.

Certains auteurs préfèrent se servir des dilatateurs à branches divergentes tels que celui de Sims à trois branches ou celui de notre Maître M. Pichevin dont les branches s'écartent parallèlement. Ces instruments présenteraient un avantage sur les bougies graduées en ce qu'ils ne repoussent pas l'utérus en haut, tandis qu'avec les mandrins on doit se servir d'une pince à abaissement pour fixer l'utérus, ce qui amène souvent une déchirure du col.

Dans la pratique cependant, la dilatation graduelle sans anesthésie n'est jamais poussée assez loin pour que l'on soit obligé d'exercer une telle force sur l'utérus, et les mandrins de Hégar remplissent toutes les indications tout en étant moins encombrants et plus faciles à aseptiser.

Les précautions antiseptiques les plus rigoureuses étant prises à l'égard du canal vaginal et des instruments, le col exposé à l'aide du spéculum et fixé par une pince à abaissement, on introduit sucessivement plusieurs mandrins de diamètre croissant, en ayant soin de faire le cathétérisme appuyé, en suivant la courbure du canal, de manière à franchir l'orifice interne et à ne pas traverser les parois utérines, accident qui entraînerait des conséquences funestes.

On introduira ainsi autant de mandrins que la malade peut en supporter dans la même séance, puis on pratiquera l'écouvillonnage de la cavité avec une solution de glycérine créosotée au tiers, suivi d'un lavage antiseptique, pour enlever l'excès de caustique et prévenir les escarres, et d'un tamponnement intra-utérin à l'aide d'une mèche de gaze iodoformée pour maintenir la dilatation. On terminera par l'application d'un tampon vaginal.

Le traitement sera renouvelé deux ou trois fois par semaine, suivant que l'utérus est plus ou moins sensible, et l'on emploiera à chaque séance des numéros de mandrins de plus en plus forts jusqu'à ce qu'on ait obtenu le résultat cherché.

Lorsque la sténose et l'endométrite sont légères et la dilatation suffisante, la dysménorrhée disparaît dans la plupart des cas, et dans les cas favorables c'est le commencement d'une guérison durable.

D'après Wylie (337) le traitement aurait pour résultat le raccourcissement du col dont l'axe se rapprocherait de la direction normale, et des modifications de la muqueuse dont les sécrétions anormales deviendraient transparentes comme du blanc d'œuf.

Hanks, Halliday Croom, Schrœder, Schultze, Talbot assurent avoir guéri par cette méthode des femmes stériles, atteintes d'anréflexion avec dysménorrhée, catarrhe utérin et leucorrhée, et devenues enceintes à la suite du traitement, mais tous sont d'accord à reconnaître que les inflammations aiguës ou subaiguës de l'endometrium ou des annexes sont des contre-indications à la dilatation. Il faudra donc, avant d'entreprendre le traitement, calmer ces inflammations par des moyens appropriés, parmi lesquels nous citerons seulement, sans les décrire, les douches vaginales très chaudes dans le décubitus dorsal et la columnisation jointe au repos complet au lit.

La dilatation large et les irrigations utérines sont surtout vantées par Schultze pour qui la stagnation des matières catarrhales dans l'utérus est, sinon l'origine, du moins la cause de la persistance de la métrite et de la périmétrite. A l'aide de ces moyens, l'utérus perdra sa rigidité, l'antéflexion se transformera en antéversion ; et même, si l'antéflexion ne disparaît pas, les douleurs, les troubles de la menstruation et la stérilité seront heureusement combattus.

La malade ne devra avoir aucun rapport sexuel avant qu'une époque menstruelle régulière et normale ait suivi le traitement (Talbot). Quand celui-ci est terminé, on ne fait plus d'examen avec la sonde et on prévient la malade que quelques mois sont encore nécessaires pour que la muqueuse utérine soit guérie des lésions produites par la dilatation et pour qu'une grossesse soit possible.

Dilatation extemporanée rapide.

Certains auteurs préfèrent la dilatation rapide sous l'anesthésie, comme permettant mieux de vaincre le spasme de l'orifice interne et rendant le canal plus facilement accessible, grâce à une augmentation plus considérable de son calibre (J.-B. Swift). Elle serait indiquée surtout lorsqu'on veut pratiquer le curettage pour l'endométrite (Lockhart), et que la malade ne peut disposer d'un grand nombre de séances.

La malade étant alors dans la position de Sims et anesthésiée, on ouvre le canal cervical avec des mandrins gradués jusqu'à ce qu'il puisse admettre le dilatateur à branches divergentes. On fait ensuite une irrigation du canal avec une solution de sublimé faible, puis on introduit le dilatateur, la concavité de sa courbure en avant, et le canal est dilaté par l'écartement graduel des branches.

On ne doit pas déployer trop de force sous peine de déchirer les tissus, le but étant de tendre les tissus et non de les déchirer.

Après avoir maintenu l'instrument dans cette position pendant un certain temps, on diminue la force pour laisser les branches se rapprocher, et modifiant la position de l'instrument, on dilate dans une nouvelle direction.

Lorsque la dilatation est jugée suffisante, on termine la séance comme dans le cas précédent.

Dilatation lente et progressive.

Les indications sont mieux remplies, d'après Doléris, par la dilatation avec des tentes bien aseptiques, pour ramollir les tissus et rendre la médication intra-utérine plus facile et plus efficace.

Nous disposons, à cet effet, de diverses sortes de tentes parmi lesquelles les plus usitées sont les cônes d'éponge préparée, les tiges de laminaire ou de tupelo.

La tente éponge, selon Mundé, est difficile à rendre aseptique et expose à l'infection en donnant naissance à des produits de décomposition d'odeur putride. En outre, dit Doléris (80), « elle a l'inconvénient de s'émietter et un morceau peut rester dans la cavité utérine sans qu'on s'en aperçoive; elle est rugueuse et blesse parfois la paroi interne de la matrice d'où on a quelque peine à l'extraire. »

Les tentes de laminaire, vulgarisées par Simpson, G.-J. Wilson et Carl Braun, en 1863, offrent l'avantage d'un bois très dur, gonflant dans l'eau et es milieux humides. Greenhalgh a eu l'idée de les creuser d'un canal, de manière à augmenter la surface d'absorption et à rendre la dilatation plus rapide et plus complète.

D'après Mundé, cependant, la tige de laminaire offre l'inconvénient de se dilater d'une manière inégale dans le canal utérin (*fig.* 21). « Elle est gonflée à ses deux extrémités, dit-il, tandis que le point qui correspond à l'orifice interne ne subit qu'une expansion fort incomplète, ce qui rend l'ablation de la tige fort malaisée. »

Les tiges de tupelo, racine de la *Nissa Aquatica,* provenant de l'Amérique du Sud, ne présenteraient ni ce danger, ni cet inconvénient. Leur dilatation serait « fort uniforme, l'anneau de constriction, dû au resserrement de l'orifice interne, étant à peine marqué » (*fig.* 22.)

Quoiqu'il en soit, avant d'introduire une tige de laminaire ou de tupelo, on devra pratiquer le cathétérisme utérin. « Coûte que coûte, dit Doléris, il faut connaître parfaitement la direction du trajet cervico-utérin. Toute introduction de laminaire dans l'utérus

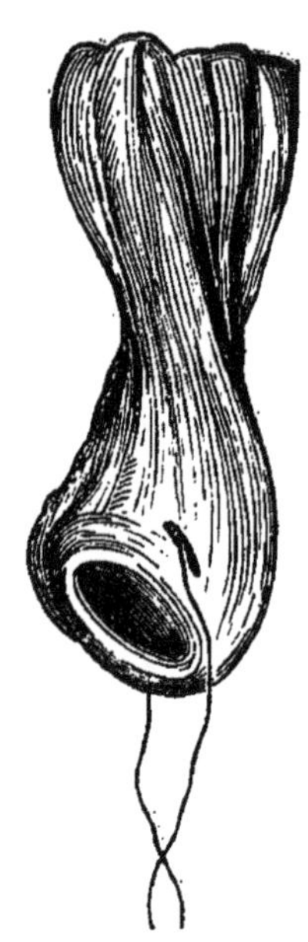

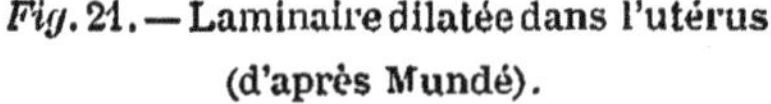

Fig. 21. — Laminaire dilatée dans l'utérus (d'après Mundé).

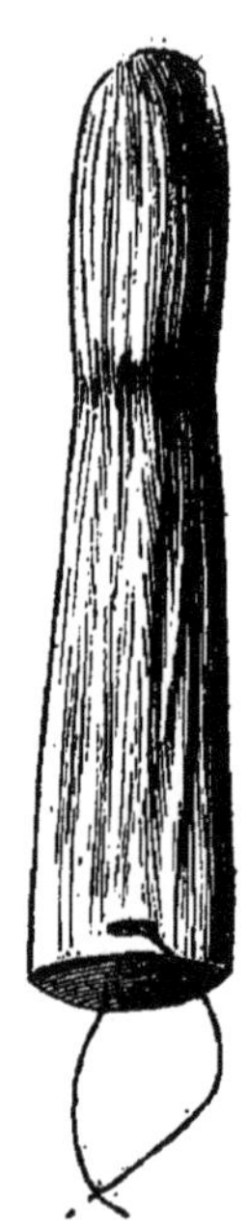

Fig. 22. — Tige de tupelo dilatée dans l'utérus (d'après Mundé)

qui n'est pas précédée d'une hystérométrie régulière, peut s'accompagner ou être suivie d'accidents. Plus on aura étudié la direction, les aspérités, les rétrécissements du canal cervico-utérin, plus facile et plus sûre sera l'introduction de la laminaire.....

..... Si l'on a la notion exacte de la courbure ou de la rectitude du canal utérin pris dans sa totalité, on ne craindra pas de surmonter les obstacles et d'exercer une certaine force pour obtenir la progression de la tente. Si cette notion de la direction du trajet n'est pas au bout des doigts, on s'arrête avant d'avoir tenté un effort raisonnable et suffisant ; on ne pénètre pas dans le corps de la matrice. Si on pousse la tige de laminaire avec témérité, brutalement et à l'aveugle, on risque de perforer l'utérus, au niveau de l'isthme en particulier. »

Lorsque l'angle de flexion est très prononcé, on fera bien de donner à la tige une légère courbure, analogue à celle de l'hystéromètre.

La laminaire ne doit être ni trop longue ni trop courte ; son extrémité inférieure doit dépasser l'orifice externe de un centimètre environ (Doléris), juste assez pour éviter sa rétention dans la cavité.

Lorsque la tige est trop longue, principalement dans le cas d'antéflexion, elle peut produire une perforation de la cloison recto-vaginale ; si elle est trop courte, elle exerce une pression sur la face interne de la lèvre postérieure du col et finit par la perforer.

La tente sera maintenue en place par un tamponnement vaginal, mais on aura soin de bien tasser la gaze dans les culs-de-sac pour isoler le col et éviter les blessures des parois vaginales au cas où elle viendrait à être expulsée de la cavité. Ces périodes de dilatation artificielle seront renouvelées, si c'est nécessaire, un certain nombre de fois, à des intervalles convenables.

Comment agit la dilatation lente dans l'antéflexion ? Doléris a montré dans un remarquable mémoire (78) « qu'elle amène le tissu utérin à un *état d'assouplissement* parfait dans toutes ses parties, en même temps qu'elle agrandit la cavité de la matrice de façon à rendre toute sorte d'intervention intra-utérine facile à préciser et permettre à l'opérateur d'agir exactement sur le point qu'il désire modifier. »

On impose ainsi au stroma musculaire de l'utérus et même aux tissus adjacents « une gymnastique véritable qui se trouve réalisée par ce fait que l'on force les parois à s'étendre et à se rétracter alternativement un certain nombre de fois. »

Ces périodes alternatives de dilatation ressemblent à une *série de grossesses au début* et s'accompagnent de modifications locales et réflexes, congestion douloureuse des seins, état nauséeux, comparables à ceux de la grossesse. Vulliet qui pratique la dilatation avec des tampons de coton, désigne cette condition sous le nom de *grossesse cotonneuse.*

Nous avons déjà signalé l'heureuse influence qu'exerce la grossesse sur l'antéflexion, à condition toutefois que la musculature utérine retrouve son intégrité. La guérison de l'endométrite par le *curage* dit Doléris, répond à cette indication. « Le curage portera particulièrement sur l'angle de flexion et sur celle des parois utérines qui occupe une position déclive. Lorsque la lésion est plus profonde et qu'il existe une bride cicatricielle au niveau de l'angle ou que la charnière est sclérosée, il faut en opérer l'abrasion. »

Pour empêcher le retour de la flexion, lorsque la récidive est à redouter *du fait de l'abaissement du plancher vésico-vaginal*, Doléris pratique une *colporrhaphie partielle ou prœcervicale*. Nous décrirons sa technique en même temps que les autres opérations proposées pour l'antéflexion.

En résumé, la dilatation graduelle par les bougies graduées, les tiges de laminaire ou de tupelo, trouve son indication dans l'antéflexion pathologique :

1° à cause de l'endométrite, où elle facilite les interventions sur la muqueuse et, à l'occasion, le drainage par *l'ostium utérinum* des collections tubaires concomitantes.

2° à cause de la dysménorrhée et de la stérilité dûes à un rétrécissement spasmodique du canal, principalement au niveau de l'orifice interne.

La dilatation rapide, pour achever la dilatation partielle du canal utérin déjà obtenue par la méthode lente, peut être indiquée lorsqu'on se propose de pratiquer le curettage.

Les contre-indications sont la grossesse, l'endométrite aiguë, les inflammations aiguës et subaiguës des ovaires ou des trompes.

Dans un certain nombre de cas, cependant, ce traitement n'est suivi que d'une accalmie temporaire ; la sténose est accompagnée d'une si grande modification de la musculature utérine, et il y a une si grande tendance à la contraction spasmodique de l'orifice interne, qu'il est nécessaire de recourir à une méthode plus énergique.

En outre, les tiges de laminaire présentent l'inconvénient de glisser facilement hors de l'utérus, au moins dans les premières heures qui suivent leur introduction, alors qu'elle ne sont pas encore fixées par leur augmentation de volume. « Les différents appareils inventés (Gendron, Courtin, etc.,) pour les maintenir en place, ne donnent que des résultats médiocres. » (Doléris.)

C'est pour obvier à cet inconvénient, en même temps que pour vaincre la sténose que Skene (275) imagina de maintenir la tige de laminaire en la fixant au col par un point de suture.

Voici la technique telle qu'il la décrit : « Une aiguille armée d'un fil d'argent ou de soie est engagée dans la commissure latérale gauche du col, puis attirée dans le vagin pour traverser un orifice perforé dans l'extrémité inférieure de la tente. L'aiguille est alors ramenée devant la commissure latérale droite du col qu'elle transfixe à son tour, la laminaire est introduite dans le canal cervical et les fils réunis par quelques tours de spire. De cette façon, la tente ne peut glisser et l'utérus demeure redressé. La présence d'une suture dans le col n'occasionne pas plus de troubles qu'une boucle d'oreilles, et la tente peut-être conservée pendant huit ou quinze jours. »

Mais cette tige de laminaire à demeure ne constitue plus une simple dilatation et ce mode de contention de la tige dilatatrice en fait un véritable redresseur utérin agissant d'une manière très analogue à celle des pessaires intra-utérins, dont nous allons maintenant étudier l'action thérapeutique.

PESSAIRES INTRA-UTÉRINS

Il n'est peut-être aucun instrument dans l'arsenal thérapeutique de la pratique gynécologique, dont l'histoire soit plus curieuse que celle des pessaires intra-utérins. L'idée de redresser un utérus fléchi et de dilater un canal sténosé a survécu pendant près d'un siècle, malgré les péripéties les plus singulières ; tour à tour vantées et proscrites par les maîtres les plus autorisés, les tiges intra-utérines n'en ont pas moins résisté à toutes les attaques dont elles ont été l'objet, et semblent avoir acquis définitivement droit de cité parmi les appareils orthopédiques destinés au traitement des déviations utérines, et en particulier de l'antéflexion.

A quelle époque remonte l'apparition des premières tiges intra-utérines ? Cette question n'est pas très facile à déterminer, malgré les nombreux documents que renferme la littérature médicale.

Manton (196) a de la peine à croire que Galien et Aétius, habitués à pratiquer le redressement manuel de l'utérus, n'aient pu concevoir qu'une tige intra-utérine puisse maintenir l'organe dans sa position normale.

« Il est difficile d'admettre, dit-il, que les hommes éclairés qui se servaient du spéculum trivalve, un siècle ou plus encore avant l'ère chrétienne, et qui faisaient le cathétérisme de l'urèthre chez l'homme avec des sondes à courbure exactement appropriée à la direction du canal, aient pu négliger d'introduire dans leur appareil instrumental une pièce aussi simple et importante que la tige intra-utérine. » On aurait même trouvé dans les fouilles de Pompéi, suivant cet auteur, divers instruments offrant tous les caractères des pessaires à tige.

Quelque ingénieux que puissent paraître de tels arguments, il n'en est pas moins vrai que la plus grande obscurité entoure cette découverte jusqu'en l'année 1803, époque où Möller, cité par Hohl, se servit d'une tige flexible pour redresser le canal utérin ; puis vient Osiander, en 1808, qui cherche à maintenir l'utérus redressé à l'aide d'une tige rigide.

Vingt ans plus tard, Amussat introduit une petite tige d'ivoire pour corriger les déviations utérines et obtient des résultats plus ou moins heureux jusqu'au jour où une mort par péritonite lui fait abandonner la méthode.

Moreau et Velpeau reprennent des tentatives analogues en 1830, mais de graves accidents les obligent bientôt à y renoncer, et pendant une période de quatorze ans, c'est à peine si l'on entend parler des tiges intra-utérines.

Nous arrivons ainsi jusqu'en 1843-44, où Simpson préconise l'usage d'une bougie à demeure pour dilater le canal cervical dans les cas de dysménorrhée. Les résultats qu'il obtient sont tellement

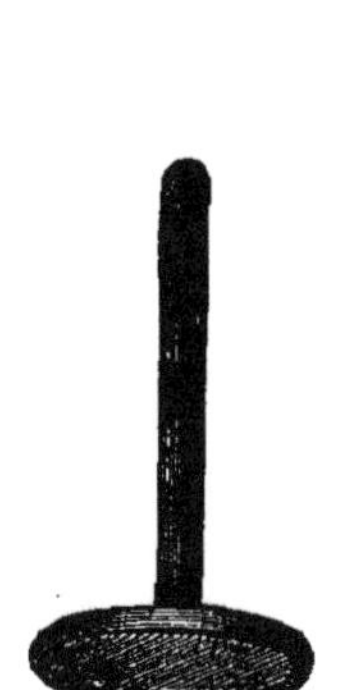

Fig. 23. — Pessaire intra-utérin de Simpson (2e variété).

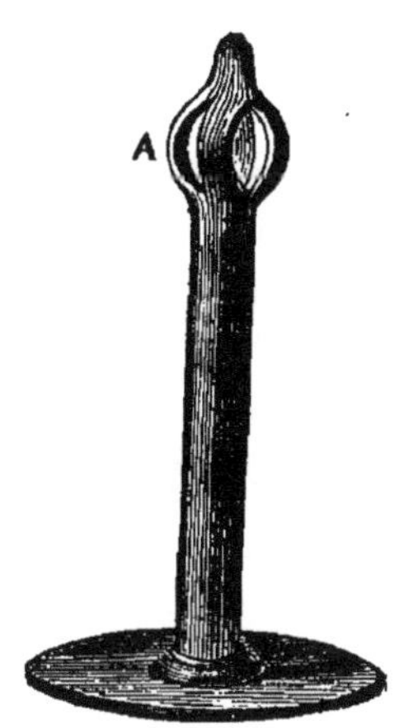

Fig. 24. — Pessaire intra-utérin de Greenhalgh.

satisfaisants, qu'il publie en 1848 la description de trois redresseurs intra-utérins dont voici les caractères principaux :

Première variété. La tige intra-utérine est réunie par une tige rigide à une plaque prenant son point d'appui sur la face externe du pubis.

Deuxième variété. Représentée par un pessaire composé d'une cupule sur laquelle vient s'appuyer le col utérin, et surmontée d'une tige qui pénètre dans la cavité de l'organe (*fig.* 23). Nous rapprocherons de cette tige celle de Greenhalgh, perforée d'un canal pour assurer le drainage de la cavité utérine (*fig.* 24).

Troisième variété. Constituée par un disque qui se fixe dans le vagin en dilatant ce conduit et auquel est solidement fixée la tige intra-utérine. Non loin de là, Valleix modifie la première variété de Simpson en substituant une tige articulée à une tige rigide (*fig.* 25), et publie, en 1853, les résultats de 117 traitements, sur lesquels il note 78 guérisons, 25 améliorations et 14 états stationnaires.

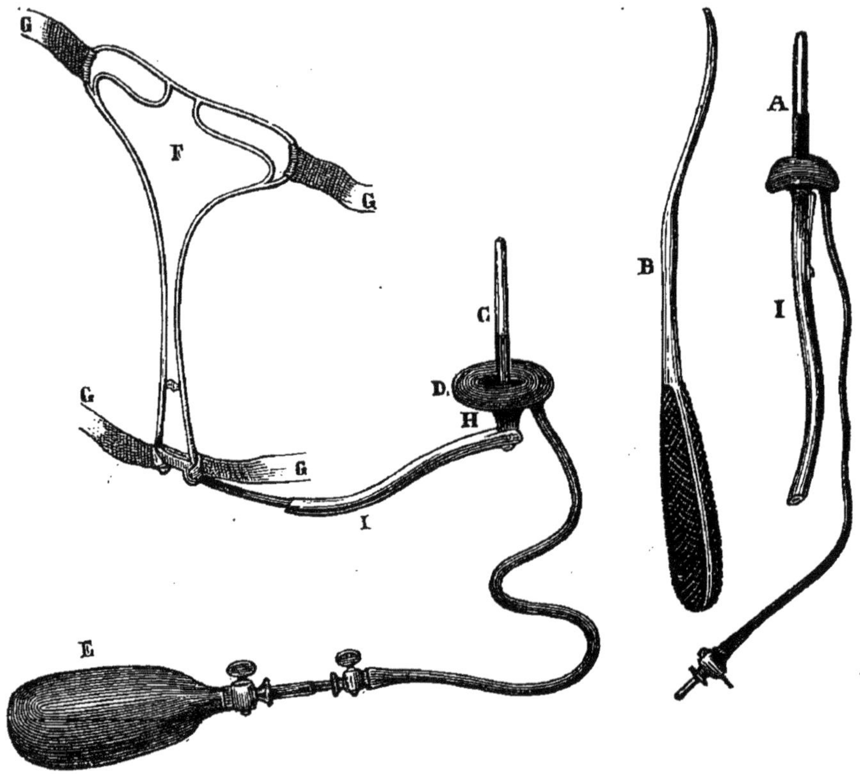

Fig. 25. — Tige de Valleix (d'après Gaujot et Spillmann).

La tige utérine C présente à sa partie inférieure deux saillies circulaires entre lesquelles doit s'attacher un disque de caoutchouc D ; la tige C est unie à angle droit par un ressort H avec la tige vaginale I qui doit rester dans le vagin.

La tige I est creuse pour recevoir une tige pleine qui s'unit à angle droit, sans articulation, avec le plastron F qui vient s'appuyer sur l'abdomen. Les deux parties qui constituent l'appareil, pessaire proprement dit et plastron, ne sont unies entre elles que par le frottement de la tige pleine dans la tige vaginale I. — Deux rubans G G attachés à la partie supérieure du plastron entourent l'abdomen ; deux autres rubans G G font office de de sous-cuisses. — L'appareil est mis en place à l'aide d'un mandrin B qui s'engage dans la tige creuse I ; le disque de caoutchouc est insufflé avec la poire E, par l'intermédiaire d'un tube.

En même temps que Valleix en France, et Simpson en Angleterre, poursuivaient leurs recherches sur la valeur de la tige, Kiwish, en Allemagne, proposa de composer l'instrument de deux branches qui se rapprochent et s'écartent par leur élasticité.

L'année suivante, en 1854, le rapport de Broca sur un cas de mort occasionnée par le cathétérisme de l'utérus et sur plusieurs terminaisons mortelles survenues à la suite de l'emploi du redresseur entre les mains d'Aran, Nélaton et Cruveilhier, fut l'origine d'une discussion mémorable à l'Académie de Médecine sur le traitement mécanique des déviations utérines, discussion qui aboutit à cette conclusion, que l'emploi des tiges intra-utérines est inutile et même dangereux, et qu'à ce titre, il doit être définitivement rejeté. Mais loin d'en rester là, la question ne tarde pas à reprendre un nouvel essor en même temps que les modèles de tiges se multiplient.

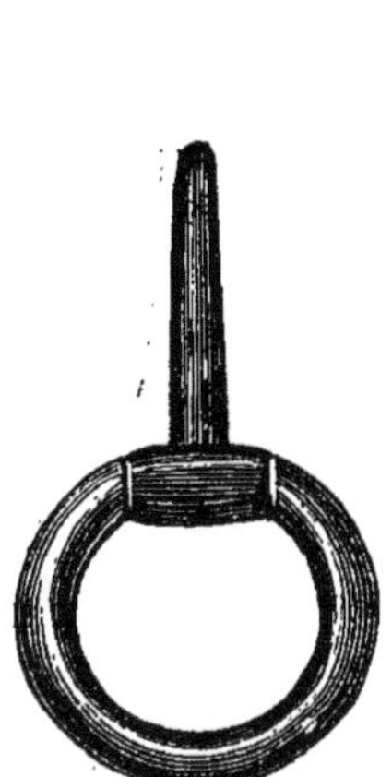

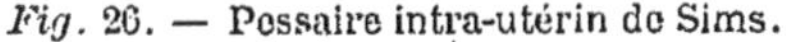

Fig. 26. — Pessaire intra-utérin de Sims.

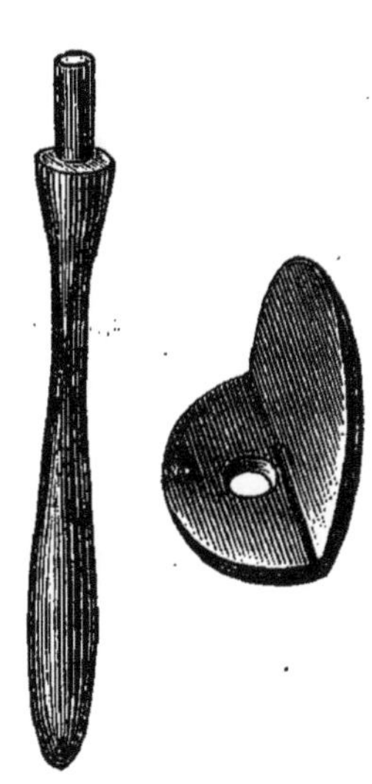

Fig. 27. — Pessaire de Eklung.

Ely Van de Warker (311), en 1874, repousse tous les appareils intra-utérins prenant leur point d'appui en dehors de l'utérus, sur le vagin ou sur une tige rattachée à un bandage extérieur ; il leur reproche à tous de s'opposer aux mouvements normaux de l'utérus, et propose une tige en caoutchouc durci, renflée à ses deux extrémités, dont l'une présente comme une sonde, deux orifices qui se correspondent exactement et destinés à recevoir une lame de caoutchouc élastique. L'appareil ainsi formé rappelle assez bien la forme d'une croix à branche horizontale flexible ; une fois introduit dans l'utérus à l'aide d'un mandrin, la branche horizontale qui s'était infléchie pendant l'introduction, se redresse par son élasticité, et le pessaire se trouve fixé.

Chadwick, en 1877, présente à la société Américaine de Gynécologie un pessaire de son invention dont la partie intra-utérine consiste en une tige mince et flexible se fixant par son extrémité inférieure sur la circonférence d'un anneau métallique et élastique placé dans le vagin.

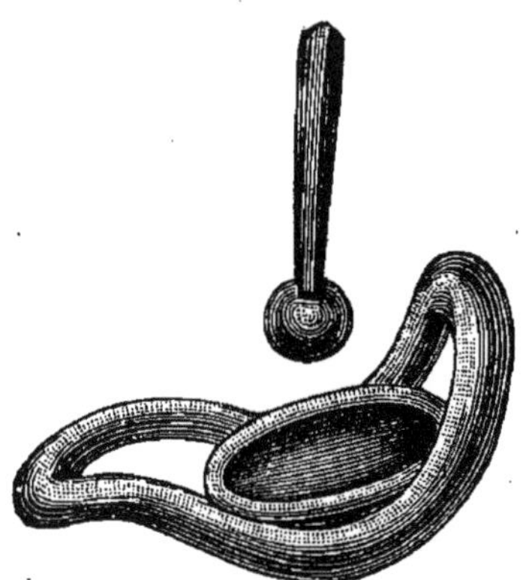

Fig. 28. — Pessaire intra-utérin de Gaillard-Thomas.

Plus près de nous, Gaillard Thomas emploie une tige intra-utérine en verre, soutenue par un pessaire muni d'une cupule, et la considère supérieure aux autres à cause de la plus grande facilité pour la tenir propre.

Studley (282) se sert d'une tige utérine droite ou légèrement recourbée, suivant le degré de flexion, et fixée sur un pessaire de

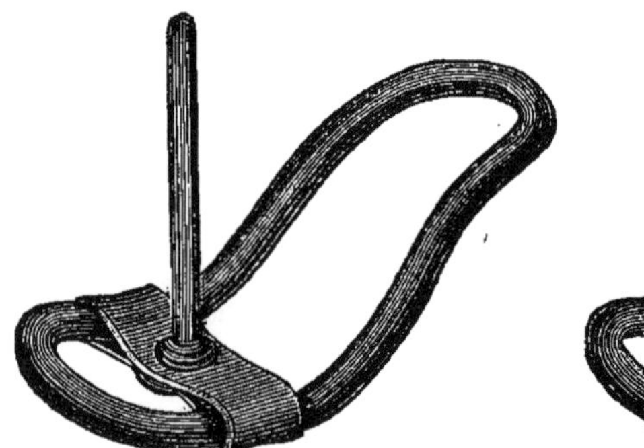

Fig. 29. — Pessaire de Studley à tige droite.

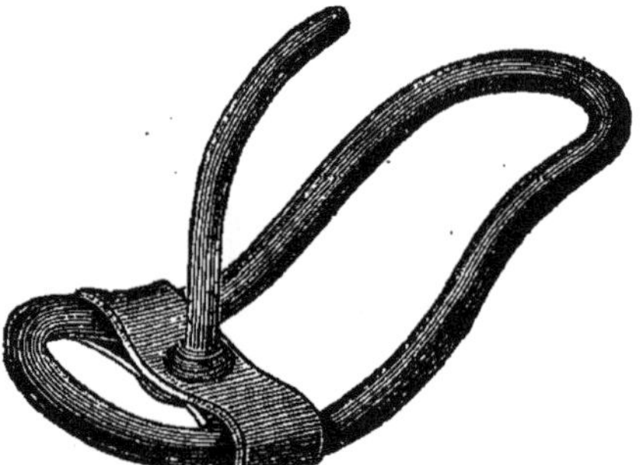

Fig. 30. — Pessaire de Studley à tige courbe.

Hodge qui contribue à remettre le col dans l'axe tout en fixant la tige.

Mac Gillicudy (112) préfère une tige munie d'un renflement fixateur qui s'adapte exactement à la forme du canal cervical, entre l'orifice interne et l'orifice externe, et empêche l'instrument de glisser, si on l'a choisi de calibre approprié.

Citons encore la tige de Wright, modifiée par Chambers, en caoutchouc durci : c'est une simple tige bifurquée en forme de V, assez élastique pour permettre le rapprochement de ses deux branches lorsqu'on l'introduit, et leur écartement lorsqu'elle est en place.

Parmi les modèles les plus récents, nous signalerons surtout celui de Jackson (150) et la tige intra-utérine de M. le professeur Lefour.

La tige de Jackson est un tube en caoutchouc durci, enroulé en forme de spirale (fig. 31), fermé à l'une de ses extrémités et muni à l'extrémité opposée d'une garde qui l'empêche de trop pénétrer dans la cavité utérine. Elle est élastique et flexible, aussi bien en longueur qu'en épaisseur ; très facile à introduire après dilatation suffisante du canal, elle réaliserait admirablement, pour Jackson, le drainage permanent, point capital dans l'endométrite. En outre, la disposition de cette tige serait excellente pour redresser un utérus antéfléchi à parois flasques, à cause de sa grande élasticité, lui permettant d'amener aisément ses deux extrémités en contact par une simple pression entre deux doigts, et de reprendre sa forme dès qu'on les abandonne.

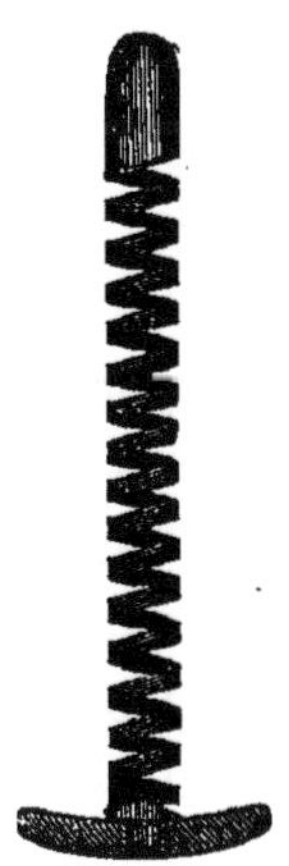

Fig. 31. — Tige de Jackson.

Quant à la tige de M. le professeur Lefour, nous la décrirons après avoir étudié les nombreux reproches formulés contre les pessaires intra-utérins, ce qui nous permettra de mieux faire ressortir ses avantages.

Mode d'emploi des pessaires intra-utérins.

La plupart des auteurs insistent sur ce point que l'introduction d'une tige intra-utérine dans un cas d'antéflexion pathologique amène en très peu de temps un apaisement très notable des troubles de dysménorrhée et autres symptômes douloureux.

Comment pouvons-nous expliquer cette action ? Ceux qui nient l'influence de la coudure du canal dans la pathogénie des symptômes ont invoqué les processus les plus subtils.

Ces appareils, dit Lala (168), soulèvent l'utérus, le soutiennent et agissent par conséquent contre l'abaissement qui complique si souvent l'antéflexion. Pour d'autres, ils émoussent la sensibilité de l'utérus, et par conséquent ont pu guérir une névralgie du col qu'on rapportait à une déviation (Aran) ; ils peuvent agir par substitution d'une inflammation aiguë à une inflammation chronique (Dubois), ils déterminent des métrorragies, c'est-à-dire des saignées locales, et c'est ce mode d'action qui aurait amené des améliorations dans des cas où il s'agissait d'une inflammation utérine ou péri-utérine jointe à la flexion (Goupil).

Toutes ces théories, certes, sont des plus ingénieuses, mais aucune d'elles ne nous explique comment s'opère le redressement de l'organe fléchi, seul résultat qu'il nous importe de connaître après nos conclusions sur la pathogénie des symptômes morbides.

Nous savons, en outre, que dans l'antéflexion utérine, la face postérieure et convexe de l'utérus présente un allongement notable par opposition avec la rétraction qui siège sur la concavité de la face antérieure, au point de flexion. Il s'agit donc d'expliquer par quel mécanisme la face antérieure s'allonge, tandis que la postérieure se rétracte en opérant le redressement. Le processus de redressement pour Skene (275) repose en partie sur la nature particulière de l'organe. « L'utérus, le vagin et les tissus adjacents, dit-il, ont pour caractère de pouvoir accommoder leur forme suivant les influences extérieures. Une atrophie limitée ou une hypertrophie s'établissent plus vite dans ces organes que dans les autres parties de l'organisme. Placez l'utérus dans une position vicieuse, et en peu de temps les tissus se modifieront pour le maintenir dans cette nouvelle position. Cette loi s'applique aux conditions normales aussi bien qu'anormales, et nous pouvons en déduire que si on rend à un utérus fléchi sa forme normale, et qu'on l'y maintienne, les modifications des tissus suffiront pour le fixer en bonne position. »

Il est donc nécessaire qu'une suractivité fonctionnelle intervienne pour effectuer ce résultat.

Valleix avait pressenti déjà que l'effet du redresseur pourrait bien être un effet d'excitation, et voici comment Winkel (335) s'exprime à ce sujet : « Toutes les fois qu'un pessaire a été introduit dans la cavité utérine, on observe toutes les dix, quinze ou vingt minutes des contractions utérines qui ont lieu chaque fois que, par suite des mouvements exécutés par la malade, l'extrémité de la tige vient toucher le fond de l'organe. »

Après l'introduction d'une tige dans l'utérus, assure Morris (206) on voit souvent survenir de la congestion, puis des douleurs et des hémorragies comme dans l'avortement provoqué ; lorsque ces douleurs ont cessé, des contractions rhytmiques plus ou moins régulières de l'organe amènent dans sa nutrition des changements comparables à ceux qu'on observe après la grossesse, et c'est justement ce que l'on cherche.

C'est pour réveiller cette suractivité fonctionnelle que Simpson avait fait construire une tige galvanique, composée de deux métaux, la partie inférieure en cuivre, la partie supérieure en étain, qui devait déterminer « un mouvement fluxionnaire dans tout l'appareil tubo-ovarien. »

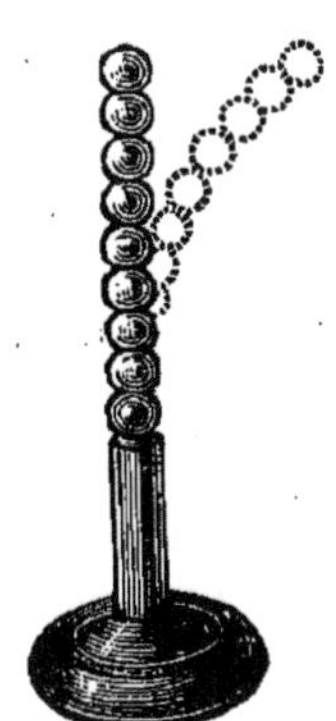
Fig. 32. Pessaire intra-utérin galvanique de Gaillard-Thomas. (d'après Mundé).

Gaillard Thomas préconisait de même un instrument composé de petites boules alternativement en cuivre et en zinc, enfilées sur une tige flexible en métal.

L'action dynamique de la tige est parfois des plus appréciables, et nous citerons à l'appui le témoignage de Smith (277). Chez des femmes stériles, dont l'utérus antéfléchi, flasque et ramolli était très difficile à sentir par l'exploration bimanuelle ou par le toucher rectal le plus soigneux, et pouvait en imposer pour un utérus rudimentaire, cet auteur a vu la tige intra-utérine renforcer et endurcir l'organe, les parois utérines devenant plus fermes et appréciables au toucher, en même temps que l'utérus reprenait ses dimensions normales. D'après Smith, l'action dynamique de la tige produirait surtout ses effets stimulants dans l'aménorrhée et l'hypertrophie utérine, soit qu'elle résulte d'une hyperplasie congestive, soit qu'elle succède à une subinvolution puerpérale.

En résumé, la tige intra-utérine a pour double effet de supprimer complètement la sténose et de guérir l'hyperhémie de l'organe.

La courbure exagérée du canal n'est cependant pas l'unique facteur des désordres fonctionnels et il s'ensuit que les troubles morbides ne disparaissent pas toujours par le seul fait que le redressement est opéré ; mais, de toutes façons, l'amélioration est le plus souvent très appréciable, et il devient alors possible de traiter les causes surajoutées.

La présence de la tige est ordinairement bien tolérée, et en peu de jours on peut constater la suppression complète des douleurs que la malade ressentait auparavant (Barnes).

La menstruation, avec la tige à demeure, devient tout-à-fait indolore, plus abondante et de plus longue durée qu'à l'ordinaire, ce qui démontre que la dysménorrhée était bien due à l'obstruction causée par la flexion.

« Quand la guérison est bien assurée, dit Valleix, les menstrues se régularisent, elles deviennent moins abondantes chez les femmes qui avaient des métrorragies, et reparaissent chez celles qui avaient une suppression plus ou moins complète. La leucorrhée, sans autre traitement, disparaît chez les femmes qui guérissent, tandis qu'elle persiste chez celles qui n'ont que peu d'amélioration.»

Lorsque la tige a séjourné dans l'utérus pendant quelques semaines, elle peut déjà donner l'illusion d'une guérison complète, et alors, surtout s'il survient une grossesse, la malade est définitivement délivrée de ses troubles morbides (Barnes).

Tous les cas cependant n'évoluent pas d'une manière aussi favorable ; certaines femmes nerveuses peuvent ne pas supporter l'instrument, et à l'occasion, une attaque de cellulite pelvienne survient qui oblige à suspendre le traitement ; mais dans les cas favorables, le redressement joint au traitement local et général donne une guérison à la fois rapide et complète.

En résumé, l'effet curatif des pessaires intra-utérins, loin d'être une action simplement mécanique, consiste encore dans une excitation exercée sur la muqueuse utérine, excitation qui détermine elle-même une hyperhémie vasculaire pour aboutir à une exagération de l'activité nutritive, et en dernier lieu à l'involution régulière de l'organe.

Mais de l'hyperhémie à l'inflammation, il n'y a guère qu'un pas, et il est sans doute fort difficile d'établir une ligne de démarcation absolument nette entre ces deux conditions.

Tel est le point de départ d'un grand nombre des objections que l'on a formulées contre le pessaire intra-utérin, et des divergences d'opinion qui règnent parmi les cliniciens. « Certains gynécologistes, dit Mundé, affirment avoir obtenu de nombreuses cures au moyen des tiges utérines ; d'autres appellent ces instruments *une invention du diable.* »

Examinons donc les principaux griefs qu'on leur oppose et la valeur des arguments sur lesquels ils reposent.

On devrait se graver dans la tête, dit Madden (190), que l'utérus doit être intolérant à l'égard d'un corps étranger, tel qu'un pessaire à tige et doit souffrir de sa présence, comme le prouvent les inflammations utérines et péri-utérines occasionnées par cet instrument.

Pour Schrœder, si le vagin tolère admirablement la présence de tous les pessaires possibles, la cavité utérine ne se comporte pas de la même façon : « La muqueuse utérine, dit-il, est bien plus délicate, elle saigne facilement, et les irritations répétées y déterminent vite l'inflammation chronique ; le parenchyme utérin, et dans certains cas le péritoine pelvien s'enflamment et donnent lieu à des altérations qu'on ne peut plus contrôler et qui viennent compliquer l'irritation de la surface utérine. »

Grandin (119) a de la peine à comprendre que l'on pratique la divulsion et le curettage pour rétablir la perméabilité du canal et guérir l'endométrite si fréquente dans l'antéflexion, pour introduire ensuite dans l'utérus un corps étranger, qui provoque des contractions violentes de l'organe à l'occasion d'une inspiration plus forte ou du moindre mouvement des organes voisins, et finit par abraser la muqueuse et entretenir à l'état chronique cette inflammation même que l'on voudrait guérir. La nécessité où l'on se trouve d'enlever fréquemment la tige pour la nettoyer serait encore une nouvelle source d'infection.

Gaillard Thomas, Emmet, Halliday Croom, Skene, Coe, Neugebauer, signalent les pessaires intra-utérins comme particulièrement dangereux, et leur imputent de nombreux accidents parmi lesquels nous relevons les suivants :

— Douleurs plus ou moins vives dans le bas ventre

— Troubles nerveux variés

— Métrorragies plus ou moins abondantes et fréquentes

— Implantation de la sonde dans le coude que forme l'utérus fléchi.

— Perforation de l'utérus

— Déchirure du périnée allant jusqu'au sphincter anal

— Métrite parenchymateuse (Alph. Guérin)

— Pelvi-péritonite, phlegmon du ligament large

— Mort

Dans quelle mesure la tige intra-utérine peut-elle être rendue responsable de ces accidents ?

Il nous semble, tout d'abord, que l'on a beaucoup exagéré l'intolérance de la muqueuse utérine chroniquement enflammée à l'égard des corps étrangers introduits dans sa cavité.

Tout en reconnaissant que dans certaines conditions de la muqueuse utérine, comme les inflammations aiguës ou l'état normal, les plus légères irritations sont violemment ressenties, nous admettons avec Gaillard Thomas (295) que ce ne sont pas là les conditions propres aux flexions chroniques. « Tout praticien qui a fait des applications intra-utérines sait avec quelle impunité dans les inflammations chroniques on peut déposer sur la muqueuse utérine les plus violents caustiques comme le nitrate d'argent et l'acide nitrique ; de telles applications sur un utérus dont les nerfs sont normaux, non émoussés par une congestion prolongée, ne produiraient pas seulement une douleur exquise, mais probablement aussi une inflammation grave. »

Bien plus affirmatif encore, Sinclair Coghill (274) déclare que les tissus de l'utérus et surtout la muqueuse, à l'état normal, sont peu sensibles et montrent pour les interventions chirurgicales une tolérance surprenante mais parfaitement justifié par les fonctions de l'organe. Ordinairement, dit cet auteur, « la cavité utérine tolère aussi bien des instruments métalliques que la bouche tolère les appareils prothétiques du dentiste, et la conjonctive l'œil artificiel. »

Bien que la tolérance de l'utérus soit pour nous un fait acquis et parfaitement démontré par l'observation de chaque jour, il nous est impossible de pousser nos convictions aussi loin que le veut Coghill, et quelle que soit sa tolérance momentanée, nous admettons avec Mundé que « l'utérus peut à l'occasion réagir avec violence contre toute irritation permanente. »

De plus, lorsqu'il existe une inflammation aiguë de la muqueuse, la tolérance n'existe plus, ce qui nous oblige à être très circonspects et à bien connaître les règles qui gouvernent l'usage des pessaires intra-utérins ainsi que leurs contre-indications. La méthode la plus sûre, déclare Jackson, la meilleure pour redresser l'utérus et la plus durable dans ses résultats est la tige intra-utérine. « L'instrument est tombé en discrédit pour certaines personnes, principalement à cause de son emploi intempestif, inconsidéré et irrationnel; il en sera de même pour tout agent thérapeutique employé sans discernement. »

Tel est aussi l'avis de Valleix, Routh, Chambers, Van de Warker, et Goodel lui-même, qui disait naguère ironiquement que la tige intra-utérine est un instrument *bon à surveiller*, a fini par reconnaître, après une longue expérience, qu'il y a beaucoup de cas où elle constitue le seul traitement possible.

Pour Mundé, bien que l'application du pessaire à tige soit très souvent suivie d'une réaction, la plupart des malades supportent très bien la présence de l'instrument, pourvu que l'on ait observé les précautions nécessaires. Ces précautions peuvent se résumer simplement en quelques règles.

I. On s'assurera avec soin de l'absence de contre-indications. Celles-ci sont de même que pour la dilatation, la grossesse, l'endométrite aiguë, les inflammations aiguës et subaiguës des ovaires et des trompes, la fixation de l'utérus par de vieilles adhérences. Dans ces cas, on devra d'abord instituer un traitement destiné à calmer ces inflammations et on mobilisera l'organe par le massage sous peine de voir les tentatives de redressement entraîner de graves désordres.

II. La dilatation préalable sera continuée jusqu'à ce que le canal soit assez large pour permettre le passage d'une tige de diamètre suffisant pour vaincre la sténose.

Se fondant sur ce que la flexion est beaucoup plus facile à réduire lorsque les tissus sont mous et pliables, Noble, après un traitement par les douches vaginales chaudes et les tampons glycérinés, emploie le tamponnement intra-utérin avec de petites mèches de gaze antiseptique qu'il introduit dans le canal cervical jusqu'au point de flexion. Celles-ci sont augmentées chaque jour jusqu'à ce que le col soit bien distendu et aminci, puis le pansement est introduit au delà de l'angle de flexion, jusqu'à ce que le col, au niveau de l'angle, s'infléchisse lorsqu'on enlève le pansement, et à ce moment il introduit la tige. Cette méthode est sans doute très rationnelle, mais il nous semble que la dilatation par les tentes de laminaire remplit les mêmes indications, tout en offrant les avantages d'une simplicité plus grande, avec une durée moindre.

III. On devra mesurer avec soin la longueur de la cavité utérine et choisir une tige ayant en longueur un centimètre de moins que cette cavité.

Si la tige est plus longue, on court le risque de voir le fond de l'utérus se perforer à l'occasion d'une brusque pression de la partie inférieure de l'abdomen ou même par la seule contraction utérine.

Si la tige est trop courte, l'utérus peut se replier partiellement ou complètement sur lui-même (Morris) et se blesser.

IV. — Toutes les précautions antiseptiques prises, et la malade soumise à l'anesthésie chloroformique, on attire la lèvre antérieure du col avec la pince à abaissement, comme nous l'avons fait pour les laminaires, et on cherchera à introduire la tige en ayant soin de faire glisser le col sur la tige à l'aide de la pince plutôt que de pousser la tige dans l'utérus, de « même que pour se ganter on ramène le gant sur le doigt. » (Barnes).

Certains auteurs conseillent de commencer par diviser la lèvre postérieure du col afin de faciliter l'introduction de la tige, mais dans la plupart des cas, si le col ne présente pas une conicité exagérée, la dilatation préalable suffira et il ne sera pas nécessaire de recourir à cette opération.

V. — Après l'introduction de la tige, la malade doit garder le repos au lit pendant 48 heures, et on devra la surveiller jusqu'à ce que tout danger d'hémorragie ou d'inflammation ait disparu et que la tolérance soit bien établie.

VI. — Si des signes d'inflammation vraie se produisent, il faut enlever la tige aussitôt, « même en dépit des malades qui ayant éprouvé du soulagement désirent la conserver plus longtemps. » (Valleix).

Morris (206) fait cependant remarquer qu'on ne doit pas être étonné de voir survenir une hémorragie et conseille de faire garder le repos au lit jusqu'à ce qu'elle ait cessé. Cet auteur croit qu'à moins d'être excessive, une métrorragie sera ordinairement aussi profitable qu'une menstruation régulière.

Si l'on a soin d'observer attentivement ces règles, il est rare que l'on ait à déplorer des complications sérieuses au cours du traitement. Que des troubles occasionnels puissent succéder à l'introduction de la tige, on ne peut le nier, mais si l'on prend les précautions voulues, le traitement pourra rivaliser avec avantage avec les autres méthodes, car ainsi que l'atteste Mundé, il amène la guérison de la dysménorrhée et de la stérilité, et « quelque étrange que soit le fait, il y a eu des conceptions malgré la présence d'une tige dans l'utérus, et dans la plupart des cas la grossesse est arrivée à terme ».

En outre, le pessaire intra-utérin surpassera beancoup, au point de vue de la sécurité, les interventions chirurgicales.

Ainsi, pourrons nous conclure avec Valleix: « s'exposer au prix d'une guérison très probable à produire dans quelques cas des accidents presque constamment légers, et auxquels on peut facilement porter remède, ou abandonner à leur sort des malades atteintes d'affections douloureuses, à marche généralement progressive, qui les condamnent à l'inaction, souvent à la misère, ou bien enfin à ne recourir qu'à des moyens le plus souvent palliatifs » lorsqu'on ne peut recourir à une intervention chirurgicale, telle est l'alternative où se trouve placé le médecin. Une telle proposition, croyons-nous, n'a pas besoin de commentaires.

Nous ferons cependant remarquer que si un très grand nombre des complications observées par les anciens auteurs avec l'usage des tiges intra-utérines sont dues à la négligence, alors qu'on employait ces instruments à tort et à travers, dans le cabinet du médecin, ou à la consultation externe d'un hôpital, et que la malade n'était pas revue jusqu'à la consultation suivante, il en est cependant un certain nombre imputables aux tiges elles-mêmes.

Ces instruments fabriqué en bois, caoutchouc, métal, verre ou porcelaine, les uns durs et inflexibles, les autres élastiques et munis de ressorts, forment légion, et nous n'en trouverions pas un seul qui soit exempt de reproches. Les redresseurs à point d'appui extérieur de Simpson et de Valleix sont complètement abandonnés aujourd'hui, car ils ont l'inconvénient d'immobiliser l'utérus, et de plus, tous les mouvements du tronc sont transmis à cet organe par l'intermédiaire de la tige.

Le même reproche s'adresse également aux tiges fixées sur un cadre vaginal. La condition essentielle pour un pessaire vaginal et qu'il respecte les mouvements fonctionnels de l'utérus, car, si en l'absence de soins minutieux, la pression d'un pessaire dans le vagin peut causer au point de contact des ulcérations pouvant aboutir à la longue à des perforations ou fistules vésicales, rectales et même péritonéales, combien plus néfaste cette même pression ne sera-t-elle pas lorsqu'elle s'exercera sur la muqueuse utérine, si prompte à s'enflammer et à transmettre l'inflammation jusqu'au péritoine et au tissu conjonctif qui l'entoure?

En ce qui concerne la tige à ressorts divergents se fixant d'elle-même, elle présente encore le défaut de se maintenir en place grâce à une pression latérale continuelle exercée sur la face interne de l'utérus. « Je suis prêt à reconnaître, dit Smith, que cette pression continuelle n'est pas si pernicieuse que celle de la tige à point d'attache extérieur, parce que, dans ce dernier cas, la pression se fait par secousses brusques, sur des tissus sensibles, à chaque changement de position du corps ou des organes abdominaux ; mais la pression du ressort, alors même qu'elle est légère, uniforme et sans secousses, tend à produire des ulcérations inflammatoires, et finit en dernier lieu par pénétrer la muqueuse, en provoquant une métrite parenchymateuse et des métrorragies. »

Les pessaires intra-utérins composés d'une tige fixée sur une cupule ont l'inconvénient, pour être maintenues en place, d'assujettir la malade à un tamponnement vaginal permanent, qui ne les empêche d'ailleurs pas toujours de glisser hors de la cavité utérine.

Après l'exposition de tous ces griefs, le discrédit dans lequel est tombée la tige intra-utérine à plusieurs reprises, malgré tous les efforts tentés pour la relever, ne doit plus nous surprendre, et n'étaient les précautions infinies que l'on a préconisées dans son emploi, nous aurions eu, sans doute, à enregistrer des accidents plus nombreux en même temps que beaucoup plus graves.

C'est pour obvier à ces inconvénients que M. le professeur Lefour (de Bordeaux) a présenté à la Société Obstétricale et Gynécologique de Paris, en 1891, un modèle de tige intra-utérine

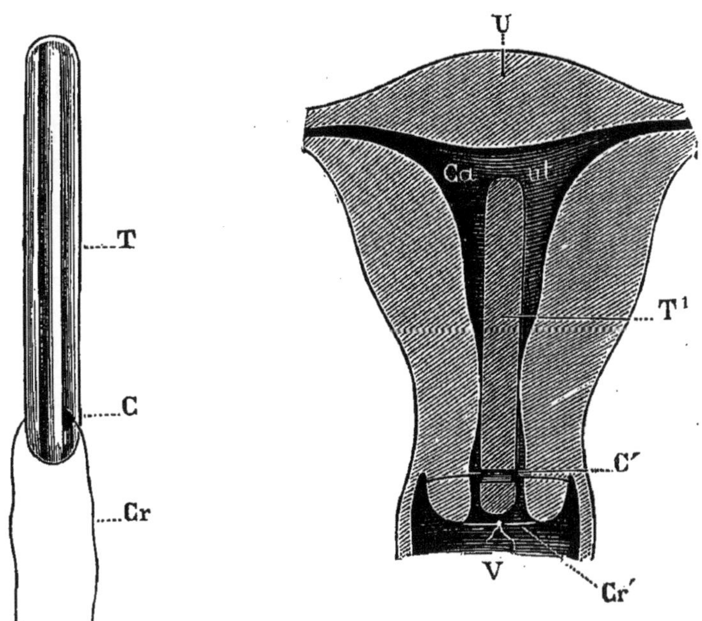

Fig. 33. — Tige intra-utérine de Lefour (1er modèle).

Fig. 34. — Premier mode de contention de la tige de Lefour.

(*fig.* 33) et un mode de contention (*fig.* 34) dont nous empruntons la description et les figures à son mémoire (177).

« La tige (T, T') consiste en un cylindre d'aluminium plein, de 5 millimètres de diamètre. Elle présente à sa surface et dans le sens de sa longueur, qui doit toujours être inférieure de 5 millimètres au moins à la hauteur totale du canal cervico-utérin, quatre cannelures opposées deux à deux, cannelures destinées à assurer l'écoulement du sang menstruel et des sécrétions de l'organe. Les deux extrémités sont mousses, et à 5 millimètres de l'une d'elles, l'extrémité inférieure, la tige étant en place, se trouve un petit canal transversal (C et C').

« Cette tige stérilisée à l'étuve est maintenue de la façon suivante dans l'utérus préalablement assoupli par la dilatation progressive à l'aide de laminaires (le diamètre des laminaires successivement employées correspond aux n°s 9, 13, 17 et 21 de la filière Charrière), puis curé, et enfin cautérisé à la glycérine créosotée avec toutes les précautions antiseptiques usitées en pareille circonstance.

« Le périnée déprimé, la paroi vaginale supérieure soulevée et l'utérus abaissé, on monte sur une pince porte-aiguille, une fine aiguille courbe de court rayon, ayant un chas assez grand pour recevoir un fort crin de Florence. On fait alors pénétrer l'aiguille de dehors en dedans, et à 5 millimètres environ au-dessus du museau de tanche, à travers la paroi latérale gauche du col, pour la faire sortir par l'orifice externe, puis on l'engage dans le canal C de la tige, et enfin on lui fait parcourir le même trajet, mais en sens inverse, à travers la paroi cervicale postérieure. L'un des chefs du crin de Florence pend à ce moment dans le cul-de-sac latéral gauche et l'autre, dans le cul-de-sac latéral droit. Il n'y a plus qu'à introduire la tige dans le canal cervico-utérin et à tendre d'un côté à l'autre les deux chefs du crin qu'on lie au-devant de l'orifice externe. Ainsi suspendue, la tige oscillera désormais autour d'un crin intra-cervical comme axe, et suivra docilement l'utérus dans tous ses mouvements, quelles que soient leur direction et leur étendue. »

Ce mode de contention offre une certaine analogie avec celui qui fut préconisé par Skene, en 1874, pour fixer les tentes de laminaire et que nous avons déjà décrit plus haut (p. 102).

Depuis cette communication, ajoute M. Lefour, « les tiges intra-utérines ont eu une fortune vraiment inespérée, et j'ai la satisfaction de les voir occuper une large place dans la pratique de la petite chirurgie gynécologique. »

M. Lefour ne tarda pas à remarquer, cependant, que le fil suspenseur coupait les commissures du col. (178). Pensant que cette action provenait de la finesse du fil, il prit des crins de plus en plus gros, mais sans résultat. « J'en conclus, dit-il, que la grosseur et la nature du fil suspenseur ne devaient pas être tout dans la genèse de l'accident. Dans les examens que j'avais été appelé à pratiquer pendant le port de la tige, j'avais constaté que, parfois, son extrémité inférieure sortait à travers l'orifice externe et appuyait plus ou moins sur la paroi vaginale. Outre que, dans ces conditions, la tige n'était plus le pessaire intra-utérin que j'avais rêvé, j'attribuai à la présence dans le vagin de son extrémité inférieure la section des commissures du col. En effet, il ne faut pas oublier que la matrice est sans cesse en mouvement, passant de l'antéversion à la rétroversion, plus ou moins marquée, selon l'état de vacuité ou de réplétion progressive de la vessie, mais ces mouvements ne peuvent s'accomplir que si le museau de tanche est libre dans le fond de la cavité vaginale. Que la tige vienne à franchir l'orifice externe, puis à butter en un point quelconque des parois du vagin, aussitôt elle s'oppose, dans la mesure de ses moyens, aux mouvements incessants de l'utérus, et ses efforts s'exercent sur le col par l'intermédiaire du lien qui l'y rattache. C'est ainsi que les commissures sont entamées, et à mesure que la tige sort davantage par le fait même de la section initiale, la lutte entre la matrice et son tuteur devient plus violente et l'organe se déchire pour recouvrer sa liberté. »

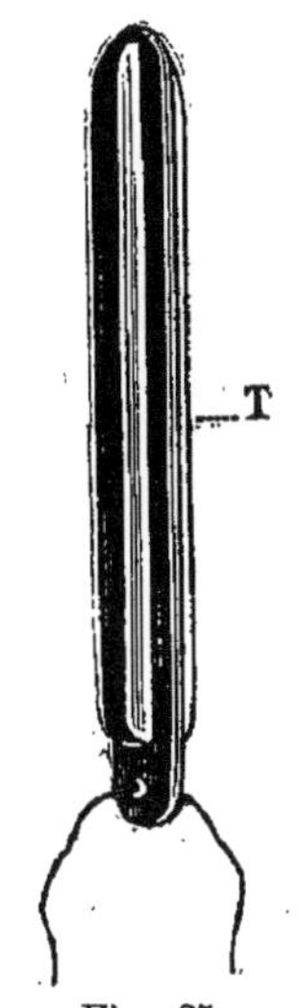

Fi . 35.
Tige intra-utérine de Lefour.
(Dernier modèle).

« Il était donc indiqué de rechercher la raison de cette issue de l'extrémité inférieure de la tige. Deux causes me semblaient intervenir ici :

1° La situation trop élevée du canal transversal percé à travers l'une des extrêmités de la tige ;

2° La réunion des deux chefs du fil d'argent au-devant de l'orifice externe.

Rien n'était plus facile que de percer ce canal tout à fait à l'extrémité de la tige (*fig.* 35).

Quant à l'anse métallique fermée d'abord au devant de l'orifice externe, et qui ne tardait pas à quitter cette position instable, pour remonter soit en avant, soit en arrière du col, permettant ainsi à la tige de descendre d'autant, je décidai de l'arrêter au devant du col et dans le cul-de-sac antérieur (fig. 36 et 37).

« C'est ainsi que je procédai par la suite, et depuis je n'ai plus vu de commissures coupées. Cela s'explique si l'on songe que l'effort que peut faire la tige pour sortir ne s'exerce plus seulement sur les commissures traversées par le fil d'argent, mais aussi sur toute la lèvre antérieure du col qui donne point d'appui à l'anse métallique. A ce propos, j'ajouterai que cette anse métallique ainsi fermée au devant du col doit être assez serrée au moment de son application, car la dilatation par la laminaire a déterminé un boursouflement des tissus qui disparaît dans les jours qui suivent, et bientôt l'anse métallique serait trop lâche si l'on ne prenait la précaution que je viens d'indiquer. »

« Les deux chefs du fil doivent être réunis par torsion, coupés à deux centimètres et demi à peu près, puis retournés pour éviter

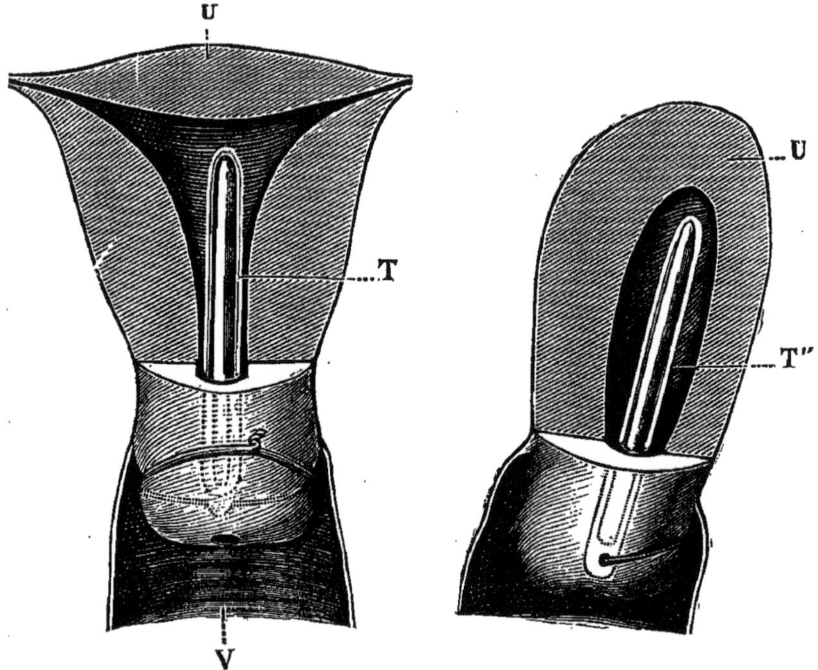

Fig. 36. — Mode de contention de la nouvelle tige de Lefour (vue de face).

Fig. 37. — Mode de contention de la nouvelle tige de Lefour (vue de profil).

toute blessure des tissus voisins et rendre inoffensifs les rapports conjugaux. »

Outre ces modifications, il en est une autre que M. Lefour a fait subir à l'extrémité inférieure de sa tige intra-utérine pour éviter qu'elle ne fût emprisonnée dans la cavité, au cas où l'orifice externe se refermerait sur elle.

« La première fois que je me trouvai en présence de cette difficulté, dit-il, je pensai que le fil contentif étant coupé, les contractions utérines chasseraient la tige, libre de toute attache. J'attendis en vain tout un mois. A l'examen au spéculum, je voyais bien dans le champ de l'orifice externe rétréci un point brillant, donnant un son métallique à la percussion, mais sans aucun engagement à travers cet orifice. J'essayai alors toute une série de manœuvres : pinces ordinaires à mors largement divergents, pinces uréthrales à mors délicats et peu écartés, introduction successive de deux branches d'une pince à la façon du forceps; tout fut inutile, et je dus me résoudre à débrider l'orifice. Evidemment cela n'est pas très grave, mais il faut compter avec les malades auxquelles on inflige des souffrances sur lesquelles elles ne comptaient pas. J'ai résolu cette petite difficulté en modifiant l'extrémité inférieure de mes tiges (fig. 35). Au lieu d'être arrondie comme l'extrémité supérieure, l'extrémité destinée à recevoir le fil suspenseur est aplatie d'un côté à l'autre, c'est-à-dire que, dans une étendue de 5 millimètres environ, deux arêtes opposées ont été abattues. Pour donner une prise plus solide aux mors des pinces qui serviront à l'extraction, j'ai fait tracer quelques sillons sur chacune des faces de cet appendice qui porte, tout à fait à son extrémité, l'orifice où doit passer le fil suspenseur. »

En terminant son mémoire, M. Lefour recommande de poser le fil suspenseur à 1 centimètre de l'orifice externe et de faire prendre à la malade, pendant toute la durée du traitement, une injection avec une solution de sublimé à 1 p. 4000.

Les tiges demeurent en place six mois au moins et quinze mois au plus, et pendant tout ce temps « les malades ne sont soumises à aucune restriction relativement aux exercices qui relèvent soit de leur profession, soit de leur plaisir. »

Ce mode de contention respecte donc tous les mouvements fonctionnels de l'utérus, et la tige cannelée en aluminium, grâce à une asepsie rigoureuse, effectue le redressement de l'organe, sans être passible des reproches opposés aux premiers pessaires intra-utérins.

Certains auteurs ont cependant cru devoir faire remarquer tout récemment que les tiges cannelées sont dangereuses, au même titre que les tiges cylindriques lisses, parce qu'elles réalisent mal le drainage.

Grandin (119) déclare que très peu de temps après l'insertion d'une tige cannelée, la muqueuse cervicale se plisse en formant des bourrelets qui obstruent les cannelures, en même temps que tout drainage est supprimé. Quant aux tiges perforées, ajoute cet auteur, elles peuvent s'oblitérer par l'accumulation de caillots ou de débris épithéliaux dans leur cavité, et de nouveau il n'y a plus de drainage.

Sans chercher à établir jusqu'à quel point ces objections théoriques demeurent vraies en pratique, il nous semble toutefois qu'une légère modification à la tige de M. Lefour peut nous mettre en mesure d'assurer le drainage d'une manière vraiment efficace.

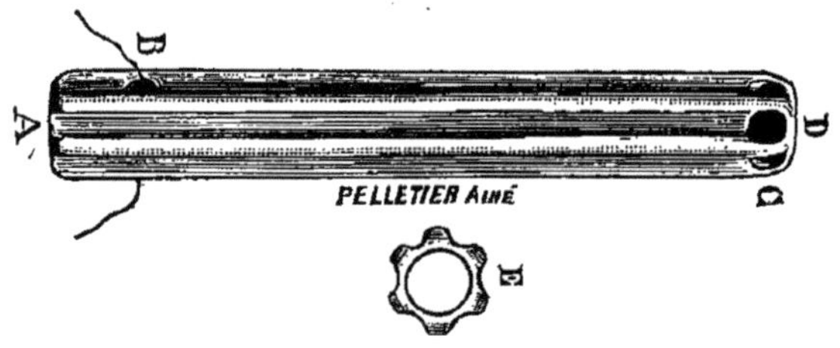

Fig. 38. — Tige primitive de Lefour modifiée par l'auteur.

A cet effet, nous avons fait construire par Pelletier, une tige cannelée et perforée à la fois. L'extrémité supérieure du canal central largement évasée, se termine dans une sorte de cage fenêtrée dont les orifices s'ouvrent l'un au sommet arrondi de l'instrument, les autres à l'extrémité de chaque cannelure, (fig. 38)

Il existe ainsi une double voie de drainage. En outre, l'extrémité inférieure de la tige, peut recevoir l'embout conique d'une canule à irrigation ; le jet de liquide antiseptique, après avoir déblayé le canal central des mucosités qu'il peut contenir, vient se briser sur le grillage terminal, et ressort de la cavité utérine en longeant les cannelures qu'il sépare ainsi des parois de la muqueuse.

Les deux voies de drainage se maintiennent de la sorte constamment libres, et l'on peut profiter de cette sorte de sonde intra-utérine, pour traiter l'endométrite qui accompagne si souvent les flexions pathologiques, par les solutions médicamenteuses que l'on jugera convenables.

Faisons remarquer, en outre, que l'extrémité inférieure de notre tige perforée ne peut pas être fixée par un gros fil d'argent passant par son diamètre transversal sans mettre obstacle à l'introduction de la canule. Pour obvier à cet inconvénient, le canal de l'extrémité inférienre, au lieu de passer par l'axe transversal de l'instrument, longe sa circonférence extérieure en traversant la base des crêtes saillantes qui bordent les cannelures ; le fil d'argent peut donc très facilement ressortir par deux cannelures diamétralement opposées pour se fixer exactement d'après le procédé de M. Lefour,

Telle était notre petite modification, lorsque M. Lefour, fit connaître la transformation qu'il fit subir à l'extrémité inférieure de

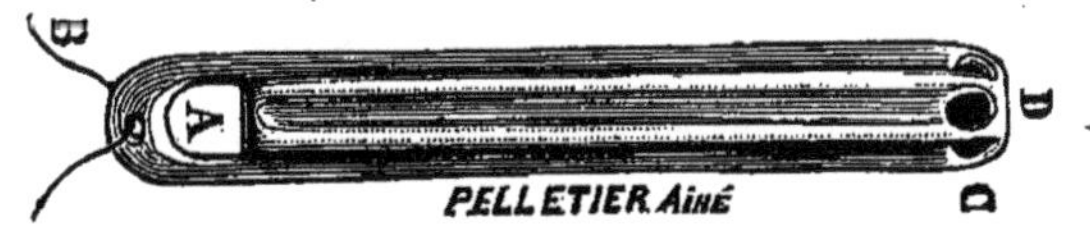

Fig. 39. — Tige actuelle de Lefour modifiée par l'auteur.

sa tige pour éviter la rétention de l'instrument dans la cavité utérine. Reconnaissant toute l'importance de ce perfectionnement, nous avons adapté à notre tige perforée l'extrémité aplatie portant près de son sommet l'orifice où doit passer le fil suspenseur, mais en l'échancrant fortement à sa base, de manière à permettre l'accès de la canule irrigatrice dont l'embout conique sera fortement coudé à cet effet. (fig. 39)

Remarquons cependant que la tige intra-utérine non perforée à donné jusqu'ici à M. Lefour, de fort beaux résultats, sans compter à son actif un seul des méfaits qu'on a bien voulu lui imputer.

M. Bouilly obtient également de très beaux résultats (36) « en dilatant l'utérus avec des laminaires, puis en mettant à demeure une sonde de Lefour qui n'empêche ni la marche ni le coït. » Dix malades ainsi traitées virent leurs troubles dysménorrhéiques disparaître complètement pour ne plus revenir, et chez trois d'entre elles le traitement fut suivi de grossesse terminée par un accouchement normal.

En Amérique, Jackson emploie depuis plus de 20 ans une tige intra-utérine dans le traitement des flexions, et déclare qu'il a plus confiance que jamais dans son efficacité et dans son innocuité (151).

La dernière statistique publiée par cet auteur, porte sur 54 malades, mariées ou célibataires, primipares ou nullipares, âgées de 19 à 37 ans, et signale 37 guérisons, 4 améliorations et 13 résultats inconnus.

Chez une malade guérie par le traitement, l'antéflexion était compliquée de rétroversion, et huit fois l'application de la tige fut suivie de grossesse.

Une fois la conception survint pendant que la malade portait le pessaire, et une autre malade devint enceinte un mois après l'ablation de la tige.

Les statistiques de M. Lefour, récemment publiées dans la *Semaine Gynécologique* (178), ne sont pas moins probantes. Sur 15 cas d'antéflexion, accompagnée de stérilité avec métrite et dysménorrhée, nous relevons les résultats suivants :

Première statistique portant sur 4 cas.	1 Guérison suivie de deux grossesses. 3 guérisons des troubles liés à l'antéflexion.

Deuxième statistique portant sur 11 cas.	1° Au point de vue de la disparition des signes liés à l'antéflexion et à l'endométrite concomitante.	8 Guérisons. 3 Améliorations.
	2° Au point de vue de l'antécoudure même du canal cervico-utérin.	4 Redressements complets. 5 Redressements partiels. 2 Résultats nuls.

L'influence du traitement dans quelques-uns de ces cas, en particulier, sera mieux appréciée si l'on veut bien se reporter aux observations ci-jointes, extraites des mémoires de M. Lefour.

Observation I.

Antéflexion et endométrite concomitante. — Curage et tige métallique intra-utérine ; Guérison.

Mme de L., 25 ans, d'une constitution plus que lymphatique, a eu une enfance des plus maladives. Réglée à 13ans, pour la première fois. Depuis, l'écoulement menstruel a toujours été accompagné de douleurs plus ou moins vives et suivi de pertes blanches assez abondantes.

Au mois de Janvier 1885, un an après son mariage qui est resté stérile, Mme de L. fut prise, au moment de son époque, d'une hémorragie profuse qui se continua, avec quelques rémissions, pendant les mois de Février et Mars. En même temps elle aurait ressenti de vives douleurs à la région hypogastrique. Sous l'influence d'un traitement approprié, l'écoulement menstruel reprit une allure régulière, mais resta toujours douloureux. Le médecin qui soignait Mme de L. et qui avait reconnu l'existence d'une antéflexion lui fit faire l'essai d'un pessaire de Gariel. Cet appareil ne put être toléré et fut bientôt remplacé, sans plus de succès, par un anneau de Dumontpallier.

Consulté au mois de mai 1889, je constate que l'utérus, peu volumineux, est antéfléchi et douloureux. Le col, dont la lèvre inférieure semble érodée, laisse échapper une grande quantité de liquide muco-purulent. A noter, en outre, une dysurie des plus pénibles. Je conclus, à mon tour, à l'existence d'une antéflexion avec endométrite. Mais s'agissait-il de l'endométrite, compagne habituelle des flexions utérines, ou bien, fallait-il faire entrer en ligne de compte une fausse couche méconnue, qui se serait produite au mois de janvier 1885 ? C'est là un point sur lequel je n'ai pu faire complétement la lumière. Cependant, la malade affirme n'avoir jamais présenté le moindre signe de grossesse. Quant au mari, il nie tout antécédent blennorragique. Je proposai le curage contre l'endométrite et la dilatation permanente du canal cervico-utérin à l'aide de crayons d'iodoforme contre l'antéflexion.

Le 3 juin 1889, j'introduis dans le col une tige de laminaria n° 9 de la filière Charrière, rendue aseptique par une immersion prolongée dans l'éther iodoformé à saturation. Les souffrances déterminées par le gonflement de cette première tige furent si intenses que je fus obligé, pour les calmer, d'avoir recours aux injections sous-cutanées de morphine.

Le 9 juin, je remplace la tige n° 9 par une tige n° 13. Mais, au bout de trois heures, les douleurs sont telles que la patiente se révolte, refusant les injections de morphine et réclamant à grands cris qu'on lui enlève la tige dilatatrice. Je dus céder.

Le mari, qui avait le plus grand désir de voir la santé de sa femme s'améliorer et qui comptait beaucoup sur les moyens que je me proposais de mettre en œuvre, me demanda alors s'il n'était pas possible de rendre la dilatation moins pénible *en endormant la partie*. Cette idée *d'endormir la partie* me fit songer à imprégner de cocaïne les tiges de laminaire. A cet effet, je prescrivis une solution d'après la formule suivante :

Ether sulfurique........................	85	grammes
Iodoforme...........................	10	—
Cocaïne pure........................	5	—

et j'y laissai séjourner pendant huit jours les laminaires que je devais employer.

Le 17 juin, je recommençai la dilatation et je pus introduire successivement des tiges numéros 9, 13, 18 et 21, sans que la malade éprouvât de véritables souffrances.

Le 21, curage suivi d'une cautérisation avec de la glycérine créosotée au tiers. Puis, pendant trois semaines, application quotidienne d'un crayon d'iodoforme maintenu en place à l'aide d'un tampon de gaze iodoformée.

Sous l'influence de ce traitement, la situation s'améliora sensiblement. L'utérus est à peine douloureux et ne sécrète plus que du mucus absolument transparent. Mais les règles s'accompagnent encore de douleurs assez vives.

Malgré tout, Mme de L. se trouvait très satisfaite de son état, quand, au mois de mars 1890, elle fut prise d'accidents inflammatoires aigus, ayant pour siège l'utérus et la vessie. Ma cliente était alors en villégiature dans une petite localité d'un département limitrophe, où elle reçut d'un de mes élèves, ancien interne distingué des hopitaux de Bordeaux, les soins les plus éclairés.

De retour à Bordeaux, Mme de L. vint de nouveau réclamer mes soins. Elle savait que j'avais l'intention de lui mettre une tige à demeure dans l'utérus et elle était disposée à tout accepter plutôt que de souffrir, comme elle l'avait fait pendant plusieurs mois.

Le 25 Novembre 1890, après quatre jours de dilatation à peu près indolore, je fais, sous le chloroforme, un curettage suivi de cautérisation à la créosote, et je suspends dans l'utérus, une de mes tiges d'aluminium.

Le 2 décembre, les règles s'établissent, sans que la malade s'en aperçoive ; c'était la première fois de sa vie.

Le 31 décembre, nouvelle époque sans douleur.

Mme de L., que j'ai revue il y a huit jours à peine, ne souffre plus.

Elle porte encore sa tige et refuse de s'en séparer (Mai 1891).

Observation II.

Antéflexion et endométrite concomitante. — Curage et tige métallique intra-utérine ; guérison.

Mme A., âgée de 26 ans aujourd'hui, a eu ses premières règles après les plus vives souffrances. Depuis ce moment, jusqu'à l'époque de son mariage, l'écoulement menstruel s'est montré, chaque fois, avec quelques jours de retard et a été constamment accompagné de douleurs plus ou moins vives à la région hypogastrique et surtout au niveau des reins. Avec cela, dysurie des plus fatigantes et troubles nerveux variés.

Six mois après son mariage qui se fit en 1883, Mme A., voyant ses douleurs augmenter et désespérant de devenir mère, profita de son séjour à New-York pour consulter Gaillard Thomas qui, durant trois mois, lui donna des soins dans son sanatorium. Après un traitement préparatoire de quelques jours, dont les bains généraux et les longues injections vaginales tièdes firent tous les frais, l'éminent gynécologue américain aurait fait la dilatation brusque et mis en place le pessaire vagino-utérin qui porte son nom. Cet appareil, auquel j'ai déjà fait allusion, détermina par sa présence de si violentes coliques, qu'il dut être enlevé le soir même.

Huit jours après, nouvelle tentative et application d'une tige bien moins volumineuse que la première, à laquelle la patiente s'habitua peu à peu. Les douleurs dysménorrhéïques et la dysurie s'amendèrent, sans cependant disparaître tout à fait. L'irrégularité dans les époques resta la même et l'état général ne présenta pas d'amélioration notable.

Au bout de six mois, le pessaire fut enlevé et l'amélioration obtenue sembla, dans la suite, définitivement acquise.

En 1886, Mme A..., vient à Bordeaux et prend conseil d'un chirurgien qui l'envoie à Salies-de-Béarn. Les douleurs reviennent alors aussi sérieuses qu'avant l'intervention de Gaillard Thomas.

Au commencemeut de l'année 1890, elle se rend à Paris et prend l'avis d'un médecin des plus distingués et très au courant des choses de la gynécologie qui porte le diagnostic d'antéflexion avec endométrite.

Au dire de la malade, il se proposait d'avoir recours à une intervention sur la nature de laquelle je n'ai pu être édifié, intervention qui fut ajournée, à cause de l'épidémie d'influenza qui, à cette époque, sévissait cruellement à Paris.

Dès son arrivée à Bordeaux, Mme A..., vient me voir et, comme mon confrère, je reconnais l'existence d'une antéflexion et d'une endrométrite concomitante. Je propose le curage et la fixation à demeure d'une tige métallique dans la matrice. Le curage est repoussé, car Mme A..., ne veut pas entendre parler d'opération ; quant à l'application de la tige intra-utérine, elle s'y oppose avec d'autant plus d'énergie qu'elle sait, dit-elle, à quoi s'en tenir sur la valeur de ce moyen et qu'elle a trop souffert la première fois pour tenter de nouveau l'aventure.

Son entourage m'ayant donné l'assurance qu'un jour ou l'autre elle finirait par se rendre, je consentis, en attendant, à instituer un traitement qui ne pouvait d'ailleurs que lui être profitable.

Je dilatai l'utérus à l'aide de laminaires iodoformées et cocaïnées et je n'eus pas besoin d'insister pour lui faire apprécier la supériorité de la dilatation progressive sur la divulsion.

Après une cautérisation à la glycérine créosotée, je plaçai dans l'utérus un premier crayon d'iodoforme et au fond du vagin un tampon de gaze iodoformée. Ce pansement fut régulièrement fait tous les jours, pendant trois semaines. En même temps, fer, quinquina et hydrothérapie.

Sous l'influence de ce traitement, l'endométrite s'améliore d'une façon très manifeste et l'état général devient plus satisfaisant. En outre, les règles se montrent presque sans douleurs, car elles ne nécessitent pas, comme les mois précédents, l'emploi de lavements laudanisés. Je conseillai alors une cure à Saint-Sauveur qui amena une sédation très marquée du système nerveux.

Mais le bénéfice de la médication locale, générale et thermale se perdit peu à peu, et au mois de décembre dernier, Mme A..., était dans le même état qu'à son retour à Paris.

Je n'eus pas alors à plaider longuement pour l'amener à accepter enfin le curage et la tige intra-utérine ; les procédés de douceur de la chirurgie française l'avaient rendue moins craintive et plus confiante.

L'opération fut faite le 15 janvier dernier. Après 15 jours de repos au lit, Mme A..., se levait et reprenait peu à peu le cours de ses obligations mondaines.

Depuis, les règles reviennent à date fixe et sans douleur ; la dysurie a disparu ; il n'existe plus le moindre écoulement leucorrhéique.

L'état général se relève chaque jour. En somme, cette malade est actuellement débarrassée de tous les troubles qu'elle présentait, mais, la tige étant toujours en place, je ne sais pas encore ce que nous réserve l'avenir, après son ablation.

. . . .

Cette malade, qui n'avait pu supporter le pessaire vagino-utérin de Gaillard Thomas, mis en place par l'éminent chirurgien américain lui-même, put garder ma tige pendant huit mois, sans que j'aie eu à noter le moindre incident fâcheux. Deux mois plus tard, elle devenait enceinte pour la première fois, après huit ans de mariage, et accouchait à terme d'une superbe petite fille. Au mois de juillet 1896 Mme A..., mettait au monde une deuxième fille qu'elle nourrit très heureusement.

Observation III (recueillie par le Dr Chaleix).

Antéflexion et endométrite concomitante. — Ecouvillonnage et tige métallique intra-utérine ; Guérison.

Mme F. G..., âgée de 25 ans, se présente le 3 février 1891, à la consultation externe de Gynécologie de l'hôpital Saint-André, se plaignant de douleurs dans la région hypogastrique.

Cette femme, qui n'a jamais eu de maladies graves, a été réglée pour la première fois à l'âge de 14 ans. L'instauration menstruelle n'a été signalée par aucun trouble notable. Menstruation abondante et régulière.

Depuis l'âge de 18 ans, leucorrhée qui, depuis, n'a pas cessé. En même temps, se manifestent des douleurs dont le siège initial est à la région hypogastrique, juste au-dessus du pubis, et qui irradient vers les fosses iliaques et les flancs, surtout du côté gauche.

La malade s'est mariée il y a trois ans, et depuis lors, la leucorrhée et les douleurs ont notablement augmenté. Les douleurs, en particulier, se montrent plus intenses et revêtent une forme paroxystique pendant l'époque des règles; à ce moment, elles irradient dans les lombes, le thorax et les membres supérieurs, jusqu'à l'extrémité des doigts. Elles sont généralement accrues par la station debout.

Constipation et migraines habituelles.

Gêne de l'urination non constante. Il y a deux mois, la malade n'a pu uriner qu'avec difficulté, pendant une dizaine de jours.

Jamais de grossesse.

Au palper, le corps de l'utérus porté directement en avant, est très accessible.

En combinant le palper et le toucher, on perçoit plus sensiblement encore le corps utérin incliné en avant, si bien que son fond touche la paroi postérieure de la symphyse pubienne, que sa face postérieure est devenue supérieure, et que sa face antérieure est devenue inférieure.

Les régions latéro-utérines droite et gauche sont libres ; les annexes paraissent indemnes de toute lésion.

Le col, lui aussi, est dirigé en avant et en haut contre la paroi antérieure du vagin. Lisse, conique et fermé, il paraît taillé en biseau, aux dépens de sa lèvre postérieure.

Un peu au-dessus de l'insertion vaginale du col, on sent un angle de flexion très aigu, ouvert en avant.

L'accolement de la lèvre antérieure à la paroi antérieure du vagin est tel que le cul-de-sac antérieur est réduit à l'état de cavité virtuelle. Au contraire, la profondeur du cul-de-sac postérieur est notablement augmentée.

De cette antéflexion utérine considérable résulte une véritable fausse route vaginale créée par la situation anormale de l'utérus et accentuée de plus en plus par les rapports conjugaux qui, selon toute probabilité, s'accomplissent dans le cul-de-sac postérieur.

Au spéculum, le col paraît sain, et présente la modification de forme déjà révélée par le toucher. L'hystérométrie est difficile ; le cathéter, quoique fortement courbé, ne peut pénétrer que dans une étendue de trois centimètres à peine.

Une tige de *laminaria digitata*, correspondant au n° 9 de la filière Charrière, préparée d'après la formule de M. Lefour, est introduite dans le canal cervical, mais ne peut pénétrer plus loin que ne l'a fait l'hystéromètre. La partie qui n'a pu entrer est enlevée d'un coup de ciseaux. Le reste est maintenu au moyen d'un tampon de gaze iodoformée.

Le lendemain, 4 février, la tige n° 9 est remplacée par une tige n° 13 qui pénètre dans une étendue de 4 cm. Tampon de gaze iodoformée.

Le 6 février, une tige n° 13, préalablement courbée, est introduite tout entière par M. Lefour dans la cavité utérine, après abaissement du col à la vulve, à l'aide d'une pince fixatrice de Duplay.

Le 7 février, après l'ablation de cette dernière tige, notre maître abaisse de nouveau le col, lave la cavité utérine avec la liqueur de Van Swieten et la brosse avec un écouvillon chargé de glycérine créosotée ; il introduit alors dans l'organe une tige d'aluminium qu'il fixe par le procédé qui lui est personnel.

Cette petite opération a été à peine douloureuse. La malade revient le lendemain ; elle n'a pas souffert depuis la veille et ne se dit nullement incommodée. Après un lavage soigneux de la cavité vaginale à la liqueur de Van Swieten, on lui met un tampon de gaze iodoformée.

Le 13, la malade déclare se sentir beaucoup mieux ; elle ne souffre plus des régions hypogastrique et lombaire. La douleur latéro-utérine persiste, mais la gêne causée par la station debout a diminué. La leucorrhée est moindre. En somme, notable amélioration.

Le 17, apparition des règles depuis la veille. L'écoulement est normal. La malade n'éprouve aucune des douleurs qu'elle éprouvait d'habitude au moment des règles.

Observation IV.

Résumée par Junior Vitrac. — Thèse de Bordeaux (1895.)

Mme X..., 28 ans. Antéflexion congénitale et endométrite légère. Ecouvillonnage, cautérisation avec la glycérine créosotée au tiers, tige intra-utérine fixée à l'aide du disque de caoutchouc imaginé par le Dr Courti-

(de Bordeaux), le 7 janvier 1894. Se lève le 24 janvier. Lavages vaginaux matin et soir, avec la liqueur de Van Swieten dédoublée.

En février, pertes jaunâtres, abondantes, fétides ; douleurs vives de chaque côté de l'utérus ; fièvre ardente ; ballonnement du ventre.

Utérus peu mobile et douloureux au toucher, culs-de-sac empâtés, annexes sensibles.

Suppression de la tige armée du disque en caoutchouc ; injections chaudes répétées avec la solution de sublimé à 0, 50 p. 1000.

Peu à peu les phénomènes s'amendent, mais ne disparaissent que lentement ; la malade se lève, pour la première fois, le 28 avril. Les règles venues le 14 du même mois, peu abondantes et douloureuses, restent ainsi jusqu'en novembre.

A cette époque, je propose le curage utérin et la fixation de la tige par mon procédé. Malgré ses appréhensions, mais avec l'espoir de guérir, Mme X..., accepte. Le 24 novembre le curage est pratiqué et la tige fixée au moyen d'un gros fil d'argent lié au devant de la lèvre antérieure du col. Depuis, règles normales et indolores ; plus de leucorrhée.

La tige a été gardée jusqu'au 27 juillet 1895, sans le moindre incident.

OBSERVATION V.

Résumée par Junior Vitrac. — (Thèse de Bordeaux 1895.)

Mme P..., 23 ans, deux fausses couches en 1890, au troisième mois. Règles douloureuses, leucorrhée abondante ; antéflexion et endométrite. Curage et tige intra-utérine, le 19 décembre 1891. Se lève le 5 janvier 1892. Depuis, très bien réglée, sans douleurs ni leucorrhée.

Ablation de la tige le 2 juillet 1892. Devient bientôt enceinte et accouche le 20 mai 1893. Suites de couches normales.

Fin septembre 1893, nouvelle grossesse. Accouchement à terme, le 20 juin 1894. — Mme P..., radicalement guérie, a nourri heureusement ce second enfant. Elle est actuellement près du terme de sa troisième grossesse.

TRAITEMENT DE L'ANTÉFLEXION

PAR

Le Massage et l'Electricité

A. — Massage de Thure-Brandt.

La méthode de Thure-Brandt comprenant le massage et la gymnastique Suédoise se trouve fort bien décrite dans le mémoire de Stapfer (279) auquel nous renvoyons le lecteur pour la description des diverses manœuvres, en nous bornant à rappeler les conclusions de Fauquez (94) pour qui les effets du massage se résument :

1° En une stimulation de la circulation en retour avec disparition des engorgements chroniques, par suite de la suractivité imprimée à la circulation des vaisseaux capillaires et des veines superficielles.

2° En une dissémination et une diffusion des produits pathologiques accumulés dans les tissus, avec retour de ces produits dans la circulation générale.

5° En un réveil de la tonicité et de la contractilité musculaires.

B. — Électricité.

Depuis les travaux de Tripier à qui revient l'honneur d'avoir appliqué le premier l'usage des courants faradiques au traitement des déviations utérines sous forme de faradisation recto-utérine, de nombreux auteurs ont suivi la même voie. Apostoli, Regnier, Fauquez, Lapthorn Smith, Grandin, Goëlet, Erb, Simpson, Bartholow, Engelman se sont montrés les plus ardents partisans de ce moyen thérapeutique.

La valeur de l'électrolyse pour déterminer la résorption des dépôts plastiques et l'incontestable pouvoir que possède le courant électrique de vaincre la sténose qui accompagne les flexions utérines, comme aussi les rétrécissement de l'urèthre chez l'homme, expliquent l'enthousiasme suscité par l'électrothérapie gynécologique.

Une fois la sténose vaincue, dit Grandin, l'hyperesthésie disparaît de suite, le catarrhe endocervical guérit, la dysménorrhée se supprime et, autant qu'elle est liée à l'antéflexion, elle ne reparaît pas.

On observerait encore une diminution de volume de l'utérus, grâce à un action stimulante sur les nerfs trophiques qui accélèrent les échanges nutritifs (Lapthorn Smith).

Dans ces applications, l'électrode intra-utérine est reliée au pôle négatif. L'intensité du courant ne doit pas dépasser 10 ou 15 milliampères, si l'on veut éviter une action caustique (Goëlet).

La durée de chaque séance ne doit pas dépasser dix minutes. Le nombre de séances nécessaire pour obtenir la dilatation serait de dix environ, et deux séances précédant chaque période menstruelle, pendant deux ou trois mois, suffiraient pour obtenir la guérison (Grandin).

C. — Electricité combinée avec le massage.

D'après Fauquez, le traitement doit avoir pour but de libérer l'utérus de ses entraves et de diminuer son poids tout en rendant à ses parois et aux moyens de sustentation qui lui font défaut, leur tonicité perdue. Pour obtenir ce résultat, le massage et l'électricité auraient tous deux leurs indications propres. Le massage favoriserait la résorption des brides cicatricielles, la décongestion et le dégagement de l'utérus, en facilitant la circulation dans le réseau vasculaire utéro-ovarien.

L'électricité, de son côté, rendrait la tonicité perdue aux ligaments, faciliterait aussi la circulation utéro-ovarienne (d'où facile décongestion) et réveillerait la contractilité des fibres lisses. En rendant à l'utérus sa consistance normale, elle lui permettrait de *se redresser au moins en partie.*

Fauquez propose donc de recourir à des séances en trois temps qui se décomposent ainsi :

1er Temps. Massage de l'utérus.

2e Temps. Gymnastique des abducteurs et des adducteurs d'après la méthode de Thure-Brand destinée à provoquer un reflux considérable de sang hors du bassin.

3e Temps. Application de l'électricité comprenant à son tour :

a) Le courant continu

b) L'intermittence du courant continu.

Ce dernier temps faciliterait la résorption des résultats pathologiques grâce *à la suractivité qu'il apporte dans la circulation artérielle.*

Tout en reconnaissant les bons résultats obtenus parfois par le massage et l'électricité, nous sommes cependant obligé de constater que cette méthode est rarement applicable en raison de la longueur du traitement et des aptitudes spéciales qu'elle exige de la part du gynécologiste.

Ajoutons que tout en pouvant être très utiles, à titre complémentaire, ces mesures sont absolument insuffisantes pour constituer à elles seules le traitement de l'antéflexion, et ne sauraient par suite représenter une méthode de choix.

OPÉRATIONS

L'antéflexion pathologique de l'utérus, de même que les autres déviations de l'organe, ne devait pas manquer de stimuler considérablement l'imagination des chirurgiens.

En dehors des nombreux procédés de section du col destinés à supprimer la sténose, les opérations plastiques les plus compliquées ont été conçues et pratiquées pour combattre la dysménorrhée, sans compter l'hystéropexie et le raccourcissement des ligaments ronds préconisés pour redresser l'axe de l'organe fléchi.

Nous mentionnerons seulement pour la mémoire la *myomectomie utérine ignée sous vaginale*, procédé opératoire *exempt de tout danger*, imaginé par Abeille pour guérir les inflexions jusque là réputées incurables (2), et passerons de suite à la description des opérations sanglantes.

I

Incision cruciale de l'orifice externe.

Cette opération conseillée par Gaillard Thomas, Fritsch, Mundé, a pour but de supprimer la sténose par la section des fibres circulaires du col, après laquelle les fibres longitudinales demeurent seules en jeu pour déterminer la rétraction du col dont la longueur diminue, en même temps que sa largeur augmente.

L'incision cruciale, dont la profondeur est de trois millimètres, divise le pourtour de l'orifice externe en quatre lambeaux triangulaires circonscrits par les lignes pointillées (*fig.* 40). Fritsch et Gaillard Thomas excisent ces lambeaux, ce qui donne une plaie en entonnoir (*fig.* 41) destinée à être bourrée avec de la gaze iodoformée (Fritsch). Gaillard Thomas remplace le tamponnement par une tige intra-utérine qu'il laisse à demeure pendant trois mois. Cette opé-

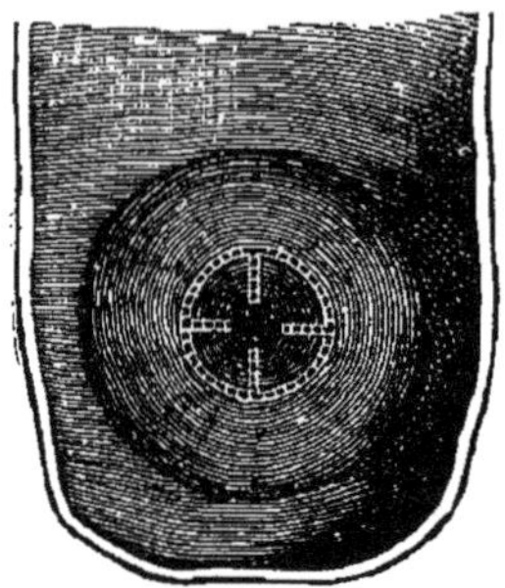

Fig. 40. — Incision cruciale de l'orifice externe (d'après Mundé)

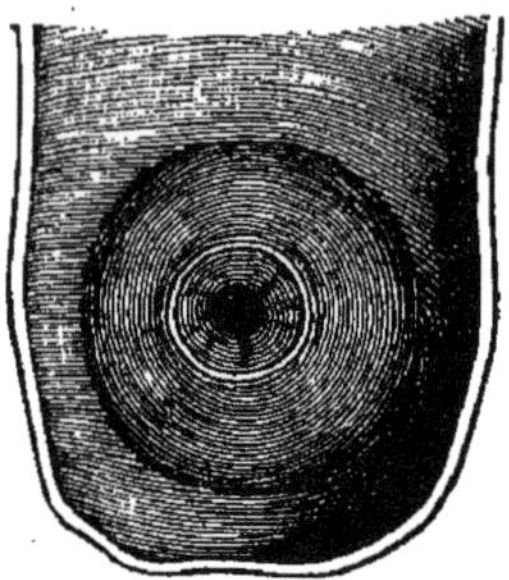

Fig. 41. — Plaie en entonnoir de l'orifice externe après excision des 4 lambeaux triangulaires (d'après Mundé).

ration peut sans doute donner de bons résultats lorsqu'il existe une sténose de l'orifice externe, mais elle ne s'adresse nullement aux cas où la flexion siège au niveau de l'orifice interne ou au-dessus. Si l'on considère, en outre, les résultats éloignés, il n'est pas certain qu'elle ne puisse être suivie d'une rétraction cicatricielle.

II

Opération de Simpson.

Discision bilatérale du canal cervical

Simpson introduisait dans l'utérus un métrotome spécial jusqu'au-delà de l'orifice interne, faisant saillir la lame de l'instrument qui opérait la section au moment où il était retiré. La même manœuvre répétée du côté opposé donnait pour résultat une incision bilatérale du canal cervical dont la sténose se trouvait du même coup supprimée. L'hémostase se faisait ensuite à l'aide d'un pinceau chargé d'une solution de perchlorure de fer.

Pour simplifier l'opération, Greenhalgh imagina un métrotome muni de deux lames cachées, de manière à réaliser l'incision bilatérale d'un seul coup.

Ce procédé présente d'après Sims l'inconvénient d'agir aveuglément, de dedans en dehors, et de déterminer l'enroulement des lèvres du museau de tanche sur elles-mêmes, dû à la contraction des fibres musculaires longitudinales de l'organe, lorsqu'une incision trop grande venait paralyser l'action des fibres circulaires sectionnés (*fig*. 42. d e, d f.)

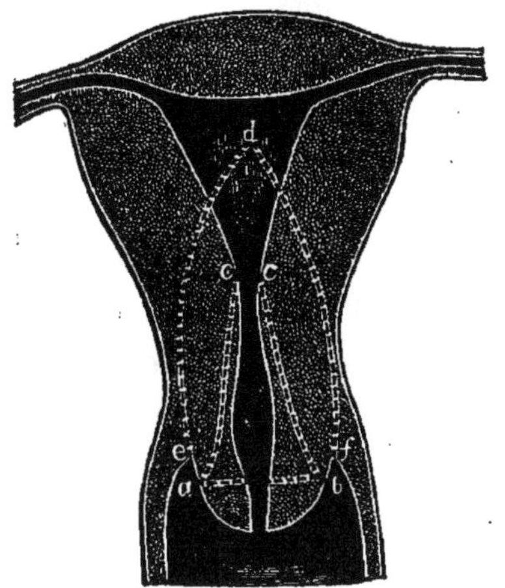

Fig. 42. — Discision bilatérale de Simpson (d'après Sims).

ab. Portion de tissu cervical divisé par les ciseaux.

ac, *bc*, = étendue des incisions faites au moyen du bistouri mousse en montant vers la cavité de l'utérus. (Sims).

ed, *fd*, = étendue des mouvements réalisés par le métrotome caché.

Sims eut donc l'idée de faire l'opération de dehors en dedans, sous le contrôle des yeux.

La lèvre antérieure fixée par un tenaculum, il sectionnait transversalement avec des ciseaux recourbés la commissure latérale du col, de chaque côté (*fig*. 42. a b.). Il achevait alors de sectionner, avec un bistouri boutonné, la portion restante du canal jusqu'au delà de l'isthme (*fig*. 42 ab, bc.) et terminait par l'introduction d'un tube de verre ou de caoutchouc dans le canal, maintenu en place par un tamponnement vaginal.

Sims pratiquait la discision bilatérale dans les cas d'antéflexion compliquée de sténose, lorsque les lèvres de l'utérus étaient à peine modifiées par l'inflammation et présentaient un volume à peu près égal.

III

Opération de Sims.

Discision antéro-postérieure du col.

Sims ne tarda pas à reconnaître que la dysménorrhée reparaissait le plus souvent quelque temps après l'opération, malgré les efforts tentés pour empêcher la sténose, et que, de plus, la discision bilatérale ne supprimait pas la flexion.

C'est alors qu'il imagina la discision antéro-postérieure du col qu'il conseilla surtout lorsque la lèvre postérieure, épaissie et allongée, *fait obstacle à l'entrée des spermatozoïdes.*

Le but de cette incision postérieure est de favoriser la contraction des fibres longitudinales de l'utérus qui n'ont plus à lutter contre l'action des fibres circulaires sectionnées. La lèvre postérieure du col se trouverait de la sorte raccourcie, et l'orifice externe plus large et perméable.

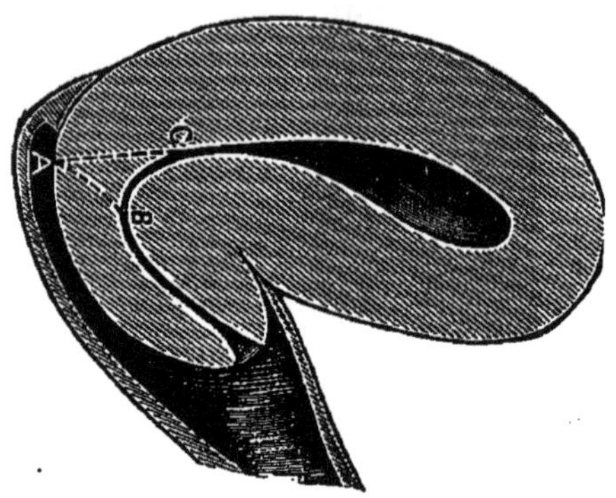

Fig. 43. — Opération de Sims.

Voici la technique de l'opération telle que Sims la décrit dans sa chirurgie utérine :

« Après avoir appliqué le spéculum et fixé la lèvre antérieure par un tenaculum, je coupe d'un seul coup, avec une paire de ciseaux, la portion postérieure du col, aussi loin qu'il est possible et opportun de le faire à l'aide de ces instruments (*fig.* 43, A B).

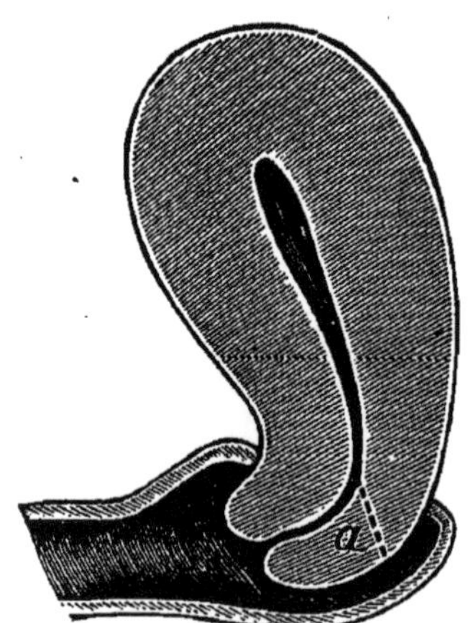

Fig. 44 — Division de la lèvre postérieure dans le cas d'antéflexion du col (d'après Mundé).

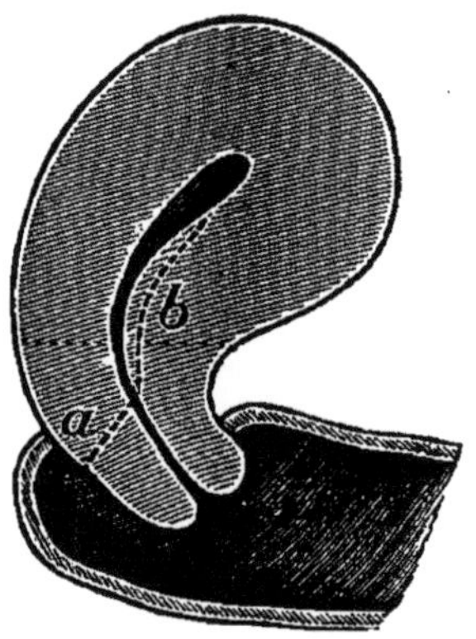

Fig. 45. — Incisions dans le cas d'antéflexion très prononcée au niveau de l'orifice interne (d'après Mundé).

Passant alors dans la cavité de l'utérus un bistouri mousse, le tranchant dirigé en arrière et fixé sur son manche à angle convenable, je coupe les tissus dans la direction du pointillé A C de manière à faire disparaître en même temps l'obstacle mécanique qui résulte de sa courbure. »

Dans la suite, Sims modifia sa technique. Au lieu de diviser la lèvre postérieure du col avec des ciseaux, il s'est exclusivement servi du bistouri (Mundé). Il modifia également la direction des incisions, suivant le degré de flexion.

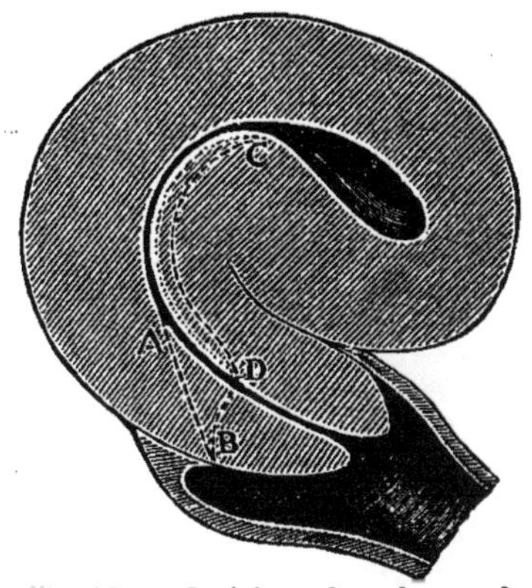

Fig. 46. — Incisions dans le cas de flexion très prononcée du corps (Emmet).

Dans l'antéflexion du col, Sims se borne à inciser la lèvre postérieure (*fig*. 44, a). Lorsque la flexion est très prononcée au niveau de l'orifice interne, après avoir incisé la lèvre postérieure, il retourne la lame de l'instrument pour sectionner la lèvre antérieure du col suivant la ligne figurée par le pointillé b (*fig*. 45), incision destinée à supprimer l'éperon saillant au point de flexion.

Lorsqu'il existe une flexion très prononcée du corps et du col, Emmet a l'habitude de joindre l'incision de la lèvre antérieure aux deux incisions postérieures décrites dans la première opération de Sims (*fig*. 46. BD, BA, DC).

Décrivons enfin une modification apportée par Nott (219) à l'opération de Sims.

Nott commence l'opération par la discision bilatérale des commissures, d'après la méthode de Sims, de manière à ouvrir largement le canal cervical (*fig*. 47, a).

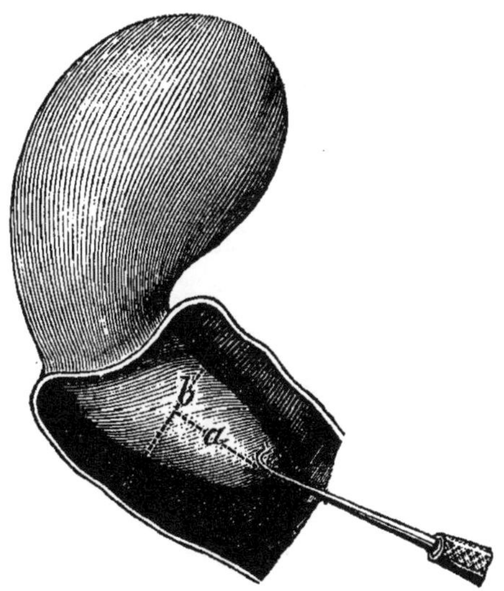

Fig. 47. — Opération de Nott
a. Tracé de la section bilatérale de Sims.
b. Tracé d'amputation du col.

Cette pratique s'adresserait surtout aux cas où il existe un allongement hypertrophique du col avec sténose de l'orifice externe.

La lèvre antérieure étant alors fixée par un tenaculum maintenu par un aide, il fait d'un seul coup l'amputation de la lèvre postérieure (*fig.* 48).

Il introduit ensuite un bistouri boutonné dans le canal cervical, au delà de l'orifice interne, et pratique sur la paroi postérieure une incision d'abord superficielle à l'orifice interne, et devenant bientôt plus profonde jusqu'à comprendre toute l'épaisseur de la paroi

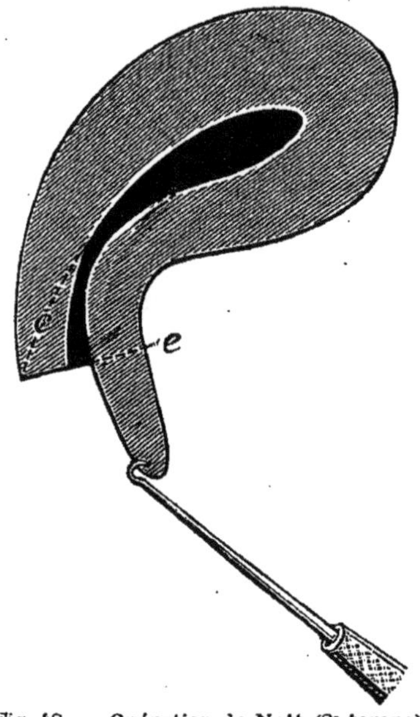

Fig. 48. — Opération de Nott (2e temps).

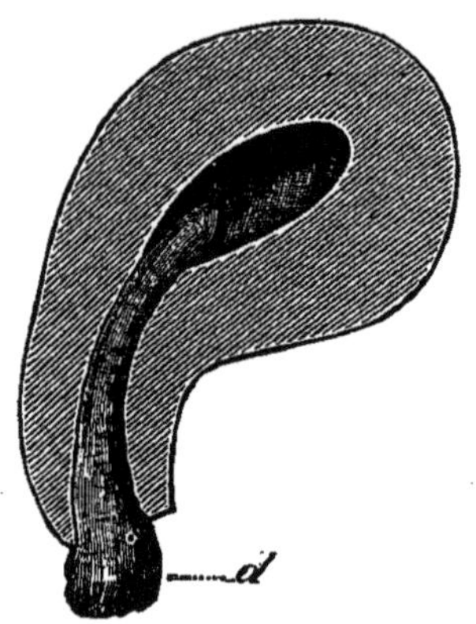

Fig. 49. — Opération de Nott (3e temps).

postérieure au moment où elle rencontre la surface de section de la lèvre postérieure (*fig.* 48, c). Cette incision redresse le canal, facilite l'accès dans la cavité du corps, et permet l'introduction d'une tente éponge (*fig.* 49, d) qui reste à demeure pour prévenir la réunion des surfaces cruentées et assurer l'hémostase. Nott termine l'opération par l'amputation de la lèvre antérieure du col (*fig.* 48, e).

L'opération de Sims a été l'objet de nombreuses critiques. En dehors des complications septiques, parfois mortelles, faciles à éviter aujourd'hui, grâce à l'antisepsie, et des hémorragies graves que l'on peut prévenir par le tamponnement du canal cervical, le principal grief qu'on puisse lui opposer est la grande tendance du canal cervical à se refermer. Pour donner à ce sujet un avis autorisé, nous ne saurions mieux faire que de citer Mundé : « Quelques mois suffisent, dit cet auteur, pour que le canal utérin le plus largement ouvert, soit aussi étroit qu'avant l'opération ; si la rétraction cicatricielle est très prononcée, la sténose peut devenir plus forte qu'avant l'opération. D'autres fois, les lèvres divisées du col se réunissent d'une manière irrégulière et forment des lambeaux qui obstruent l'entrée du canal cervical. Les bords de l'ouverture externe élargie du col peuvent devenir durs et cartilagineux. Dans certains cas, les incisions de la portion intra-vaginale du col provoquent l'éversion de la muqueuse cervicale, l'ectropion, et il peut devenir nécessaire d'aviver de nouveau et de suturer les bords de l'incision par l'opération d'Emmet. »

L'opération de Nott permet sans doute d'éviter l'éversion de la muqueuse cervicale et l'ectropion, mais elle n'en demeure pas moins une opération assez complexe, dont le résultat final, au point de vue plastique, demeure assurément très inférieur à celui de l'opération de Schrœder.

IV

Opération de Küster.

Evidement conoïde de la lèvre postérieure

Ce sont les résultats imparfaits obtenus par la discision postérieure de Marion Sims qui ont engagé Ernst Küster (165) à publier en 1879 une opération plastique destinée à rétablir la perméabilité du canal cervical, tout en rendant impossible la reproduction de la sténose.

Après une section médiane de la lèvre postérieure, Küster enlève sur chacune des lèvres de l'incision un lambeau limité par un trait partant de la ligne médiane en dehors et en arrière de l'orifice utérin, pour se recourber en avant et en dehors en contournant l'orifice externe jusqu'au bord libre de la lèvre postérieure et revenant sur elle-même pour regagner la ligne médiane en décrivant une courbe de plus grand rayon, extérieure à la première.

Après avoir excisé de chaque côté ce lambeau triangulaire, les deux lèvres sont réunies par deux ou trois points de suture, et l'orifice externe, largement ouvert, prend la forme d'un cœur à pointe inférieure. Küster reconnut bientôt que ce procédé pouvait donner lieu à une rétraction cicatricielle au niveau de l'angle supérieur de la plaie. Pour éviter cet inconvénient, il résolut de doubler l'angle supérieur avec un lambeau de muqueuse, ce qui l'obligea à modifier le manuel opératoire de la façon suivante :

Le périnée étant bien déprimé par une valve, et le col attiré à la vulve, on trace sur la face postérieure du col une étroite languette triangulaire dont la base remonte non loin de la voûte vaginale et le sommet correspond au bord postérieur de l'orifice externe. Ce lambeau doit être alors détaché des couches profondes en conservant une épaisseur suffisante.

On introduit alors dans la cavité cervicale un bistouri boutonné jusqu'au delà de l'orifice interne pour compléter l'incision médiane postérieure, puis on excise sur chaque lèvre de l'incision le lambeau que nous avons décrit plus haut.

Il ne reste plus qu'à réunir l'incision après avoir doublé l'angle supérieur d'un lambeau de muqueuse. Pour cela, on place de chaque côté les points de suture sans les serrer encore, et avant d'affronter les bords on introduit dans la fente le lambeau triangulaire de muqueuse détaché des couches profondes. On fixe sa pointe à l'angle supérieur de la plaie et une deuxième suture réunit la base du lambeau aux parties voisines de manière à empêcher son arrachement.

Il ne reste plus qu'à fermer la plaie en serrant les fils et on introduit une tige intra-utérine à demeure.

V

Opération de Pozzi.

Evidement commissural du col

M. Pozzi a imaginé et décrit en 1893 (235) une stomatoplastie, véritable évidement commissural du col, inspirée par l'opération primitive de Küster, avec la différence qu'au lieu de porter sur les lèvres d'une section médiane postérieure du col, l'excision des lambeaux prismatiques et triangulaires est pratiquée de chaque côté sur les surfaces cruentées des deux valves obtenues par une section bilatérale du col.

Une section bilatérale aux ciseaux, remontant à une grande hauteur, divise le col en deux longues valves, l'une antérieure, l'autre postérieure sur lesquelles on peut voir la muqueuse du canal cervical bordée de chaque côté par une surface cruentée résultant de la section.

Il existe ainsi quatre surfaces cruentées ayant la forme d'un triangle allongé (*fig.* 50 ; 1), bordées en dedans par la muqueuse du canal cervical, en dehors par la muqueuse vaginale du col. Le sommet du triangle est formé par la réunion de ces deux muqueuses au niveau de l'orifice externe, et la base est représentée par une ligne transversale marquant la limite de la section pratiquée dans le parenchyme cervical.

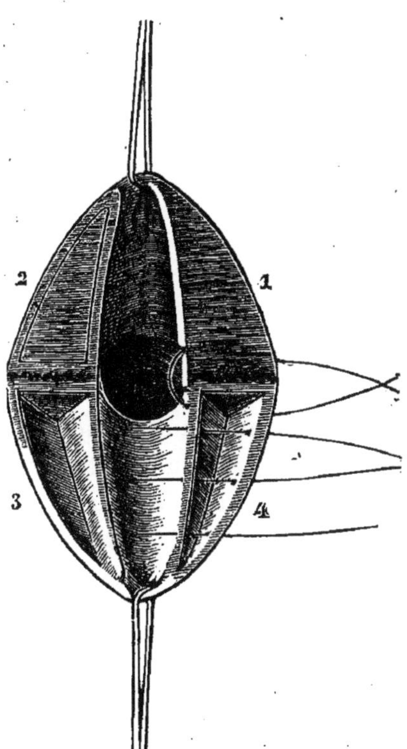

Fig. 50. — Evidement commissural du col (d'après Pozzi, 234).

Sur chacune de ces surfaces cruentées triangulaires, le bistouri circonscrit un deuxième triangle de dimensions moindres (*fig.* 50 ; 2) et la lame pénètre dans le parenchyme en s'inclinant de manière à tailler dans la profondeur un lambeau prismatique et triangulaire limité par la rencontre des plans menés par ce deuxième triangle qui constitue la base de la pyramide (*fig.* 50 ; 3).

Après l'excision de ce lambeau prismatique, la surface cruentée présente une gouttière longitudinale dont on n'a plus qu'à réunir les bords dans toute la longueur par des sutures transversales, pour affronter la muqueuse endocervicale avec la muqueuse vaginale.

Les sutures (*fig.* 50; 4) sont faites avec des fils d'argent fixés par des tubes de plomb.

Lorsque cette opération a été faite pour chacune des lèvres de l'incision, il ne reste plus de surfaces cruentées. Le col se présente sous la forme de deux valves inclinées l'une sur l'autre *à la façon d'un bec de canard* (Pozzi), et entièrement recouvertes de muqueuse, sans qu'il ait été nécessaire de tailler un lambeau, comme le fait Küster,pour prévenir le retour de la sténose.Il est facile de se rendre compte que les deux valves du col ne pourront plus se réunir, et le revêtement de muqueuse favorise la guérison *per primam* à l'abri de l'infection.

Avec le temps, chaque valve diminue légèrement de longueur en se rétractant peu à peu, et l'orifice externe *se présente sous la forme d'une ligne horizontale ourlée de lèvres rectilignes* (Pozzi).

VI

Opération de Schrœder.

Dans les flexions du col avec atrésie de l'orifice externe, Gaillard Thomas déclare que seule l'amputation du col à l'angle de courbure est capable de supprimer les symptômes morbides.

En dépit des objections de Abbot (1) pour qui l'amputation du col aurait pour conséquence une perte d'équilibre dans la statique utérine, nous croyons que cette opération pratiquée suivant la méthode de Schrœder peut rendre des services appréciables lorsque la flexion est compliquée de métrite cervicale. Si nous la comparons aux stomatoplasties de Küster et de Pozzi, nous voyons que l'excision d'un segment prismatique sur chacune des lèvres du col, après la section bilatérale, supprime la sténose du canal cervical aussi efficacement que les opérations précitées.

L'opération de Schrœder permet en outre de diminuer la coudure du canal cervical par l'amputation du col plus ou moins élevée, suivant les besoins. Enfin, dans les cas très nombreux où l'antéflexion s'accompagne de métrite cervicale rebelle, le Schrœder demeure la seule stomatoplastie vraiment utile, en supprimant les lésions glandulaires avec l'éversion et l'ectropion qui en dépendent.

Après l'opération, le col retrouve sa forme et ses dimensions normales. L'orifice externe, bordé par une muqueuse saine, n'est pas exposé aux rétractions cicatricielles et l'organe recouvre ses fonctions régulières.

XII

Opération de Nourse.

Nourse a proposé tout récemment une *opération nouvelle* s'adressant aux cas où l'antéflexion s'accompagne de sténose à l'angle de flexion et de congestion passive de l'utérus avec ou sans adhérences consécutives à des inflammations répétées (220).

Avant de pratiquer cette opération, il faut, s'il y a lieu, commencer par détruire les adhérences par des manœuvres appropriées, et traiter l'endométrite par la dilatation et le curettage.

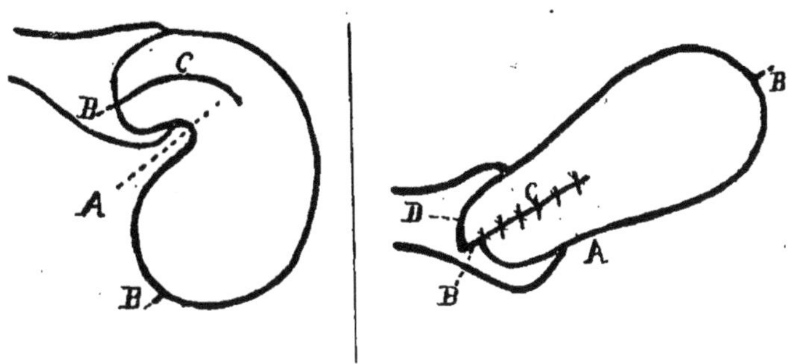

Fig. 51 — *Fig.* 52

OPÉRATION DE NOURSE

Fig. 51.

A. Angle de flexion.
BB. Points de repère montrant que la convexité est plus longue que la concavité.
C. Incision bilatérale du col jusqu'au point de flexion, destinée à supprimer la flexion.

Fig. 52.

Schéma montrant le redressement effectué et les distances BB rendues égales, sauf une légère saillie de la lèvre antérieure, indiquée en D.

Lorsque l'utérus est parfaitement mobilisable et qu'il n'existe pas de collections purulentes susceptibles de se rompre, en donnant lieu à de nouvelles poussées inflammatoires ; l'opération trouve son indication.

Manuel opératoire.

La malade étant couchée en position dorsale, on abaisse le col et on pratique une incision bilatérale que l'on prolonge le plus haut possible, en la rapprochant de l'angle de flexion.

Si, au cours de l'opération, les artères utérines étaient menacées, on inciserait la muqueuse utérine pour les écarter.

L'hémostase étant bien assurée, on introduit l'hystéromètre jusqu'au fond de l'utérus, la concavité dirigée en bas ; puis on lui fait décrire un demi-tour sur son axe, en même temps que l'on imprime au manche un mouvement de circumduction qui ramène le fond en position normale tout en supprimant la flexion.

Pendant cette manœuvre, une traction exercée sur la lèvre postérieure du col fixe l'utérus et empêche le fond de se déplacer de nouveau. L'hystéromètre reste en place pour maintenir le calibre du canal, et on pratique les sutures de chacune des incisions latérales, l'aiguille traversant les deux lèvres du même coup. Les sutures ne sont enlevées que le quinzième jour.

Voici sur quels principes Nourse a basé son opération : « La face postérieure d'un utérus antéfléchi est beaucoup plus longue que que l'antérieure. Après le redressement, les deux faces ont la même longueur, mais la lèvre postérieure du col fait sur la lèvre antérieure une légère saillie (fig. 52). Celle-ci se rétracte ordinairement en quelques mois, mais si elle était trop considérable, on pourrait l'exciser.

D'après Nourse, « l'opération pourrait réussir dans presque tous les cas de flexion. S'il y avait des adhérences impossibles à détruire il faudrait opérer quand même pour redresser le canal et permettre le drainage. Mais l'abstention serait de rigueur dans les cas de collections purulentes, de tumeurs malignes, de déplacement des ovaires. »

VIII.

Opération d'Abbot.

L'opération de Nourse n'est pas aussi nouvelle qu'il veut bien le dire. Dès 1889, Abbot avait pratiqué *avec un plein succès* une opération plastique permettant d'éviter *les ennuis et les dangers de la dilatation lente la rupture de l'utérus qui accompagne parfois la dilatation rapide* et *les dangers d'infection par les surfaces avivées comme dans l'opération de Sims.*

Cette opération permettrait de rendre au canal sa direction normale et son calibre, mais elle n'est applicable qu'au seul cas où l'angle de flexion siège au dessous de l'orifice interne, à l'exclusion de l'antéflexion du corps.

De même que l'opération de Nourse, elle repose sur ce principe que la face postérieure convexe de l'utérus antéfléchi dépasse en longueur la face antérieure de 6 à 18 millimètres et que le raccourcissement de la moitié postérieure de l'organe entraîne nécessairement le redressement de sa courbure.

L'opération est la suivante : Section bilatérale du canal cervical avec des ciseaux jusqu'au niveau du point le plus saillant de la courbure. On ampute alors une assez grande quantité de la lèvre postérieure du col, de façon à ne laisser au dessus qu'une portion de canal à peu près droite. On passe des points de suture de la lèvre antérieure à la nouvelle lèvre postérieure de manière à coapter les surfaces avivées. Ces sutures doivent être disposées de telle sorte que la surface muqueuse au niveau de l'orifice externe du long lambeau antérieur soit mise à niveau avec l'orifice externe du court lambeau postérieur.

En 1889, Abbot avait pratiqué cette opération cinq fois chez des femmes stériles et dysménorrhéiques. Chez toutes ces malades, les menstruations consécutives furent complètement indolores, et l'une d'elles devint enceinte peu de temps après.

L'auteur se proposait de publier ultérieurement des statistiques plus nombreuses ; mais nous n'avons pu jusqu'ici les découvrir.

IX

Opération de Thiriar.

Cunéihystérectomie abdominale.

Frappé par les succès que donne la résection cunéiforme dans les ankyloses angulaires du genou, le professeur Thiriar (de

Bruxelles) eut, en 1892, l'idée d'appliquer cette méthode au traitement des flexions utérines.

« L'opération consiste à faire subir au point le plus saillant d'une courbure de flexion utérine une perte de substance cunéiforme à base ellipsoïde. En suturant les bords de l'avivement, on obtient ainsi le redressement et le maintien de l'organe dans sa position physiologique. »

Voici le manuel opératoire décrit par Thiriar :

Incision de 12 centimètres à la paroi abdominale. Un aide refoule les intestins de manière à vider le bassin, et on attire le plus possible l'utérus en dehors au moyen d'une pince érigne. Sur l'angle postérieur saillant de la flexion, on fait un avivement elliptique de 2 cm. environ de large, et comprenant tout le tissu utérin jusqu'à la muqueuse exclusivement. On réunit alors les bords de cet avivement au moyen de cinq points de suture au catgut n° 2, et l'utérus se trouve parfaitement redressé. Le ventre est refermé par trois plans de suture, et un tampon de gaze iodoformée est introduit dans le vagin pour soutenir l'organe opéré.

Dans le cas unique où Thiriar pratiqua cette opération le résultat fut des plus heureux, et la malade devint « *admirable de santé* »

Il faut cependant reconnaître que cette intervention, outre les difficultés de technique qu'elle présente, offre l'inconvénient de nécessiter une laparotomnie et par là même aggrave le pronostic.

Il serait donc intéressant de savoir, aujourd'hui que la voie vaginale est préférée par un grand nombre de chirurgiens pour aborder les lésions pelviennes, s'il ne serait pas possible de pratiquer la cunéihystérectomie par la voie vaginale, sans ouvrir le ventre. Telle est probablement l'idée qui a poussé Reed à décrire une cunéihystérectomie vaginale, en tous points semblable à celle de Thiriar, et publiée quelques mois après celle-ci.

X

Opération de Reed.

Cunéihystérectomie Vaginale.

L'opération proposée par Reed (239) n'est qu'une modification de la discision cervicale postérieure de Sims.

Après un curettage minutieux de la cavité cervicale, on abaisse la lèvre postérieure du col à l'aide d'une pince et on la divise par une incision médiane remontant jusqu'au cul-de-sac vaginal (fig. 53)

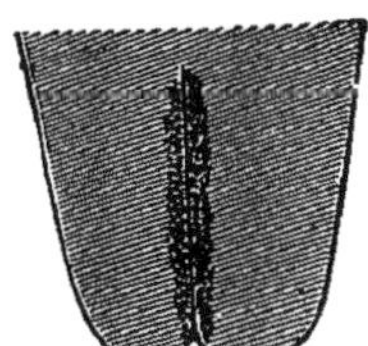

Fig. 53. — 1er temps.
Incision de la lèvre postérieure du col.

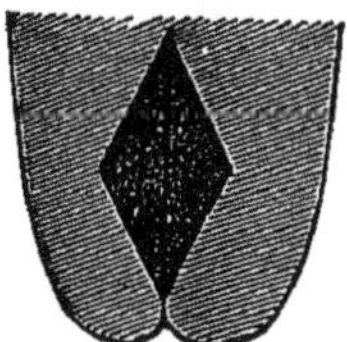

Fig. 54. — 2e temps.
Résection d'un lambeau triangulaire sur chacune des lèvres de l'incision.

Les lèvres de l'incision sont alors écartées, et sur chacune d'elles ou résèque un lambeau triangulaire à pointe dirigée en dehors, en

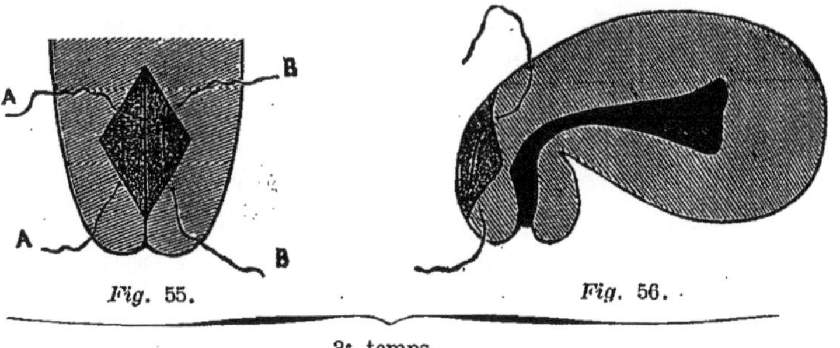

Fig. 55. *Fig.* 56.

3e temps.
Manière de passer les fils.

ayant soin de ne pas intéresser la muqueuse endo-cervicale. Chaque lambeau n'aura donc pas plus de 6 millimètres d'épaisseur sur toute la longueur.

Une aiguille courbe armée d'un fil de soie est introduite alors dans l'extrémité inférieure de la lèvre droite du col et ressort par l'angle supérieur de l'incision. La lèvre gauche de l'incision est traitée de même (fig. 55, AA, BB) puis les deux fils sont noués de part et d'autre.

L'opération terminée, l'orifice externe se trouve relevé en haut et en arrière d'une distance égale au segment intra-vaginal du col. Reed assure de plus que la face antérieure de l'utérus se trouve alors redressée dans toute sa hauteur et que le canal cervical devient presque rectiligne et perméable à l'hystéromètre.

Dans le cas où le point culminant de flexion siégerait au dessus de l'insertion du cul-de-sac postérieur, nous pensons que l'incision de ce cul-de-sac, d'après la technique suivie dans l'hystérectomie vaginale, permettrait d'exciser le lambeau cunéiforme et d'effectuer les sutures.

XI

Opération de Dudley.

L'opération imaginée par Dudley (83) doit être précédée d'un

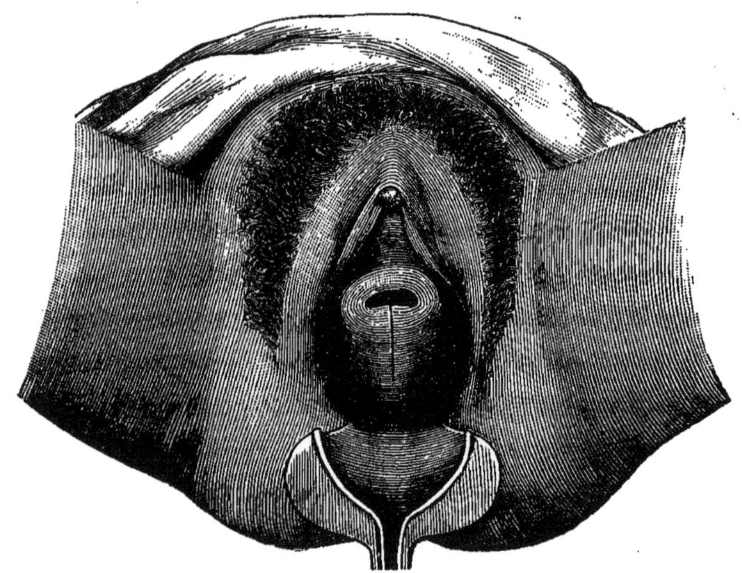

Fig. 57. — Opération de Dudley (1er temps) Incision de la lèvre postérieure.

curettage pour enlever les granulations qui pourraient donner lieu l'hypersécrétion muqueuse ou à des métrorragies.

Toutes les précautions antiseptiques étant bien prises à l'égard de l'utérus et du vagin, on sectionne avec des ciseaux la lèvre postérieure, longitudinalement et sur la ligne médiane, en dépassant beaucoup l'insertion utéro-vaginale (fig. 57).

Les surfaces avivées sont maintenues écartées par deux pinces, pendant que l'on incise plus à fond au bistouri, surtout du côté du canal cervical.

Dans le cas où il y aurait une sténose de l'orifice interne, Leroy Brown (44) conseille de sectionner son bord postérieur au bistouri sur le prolongement de la première incision.

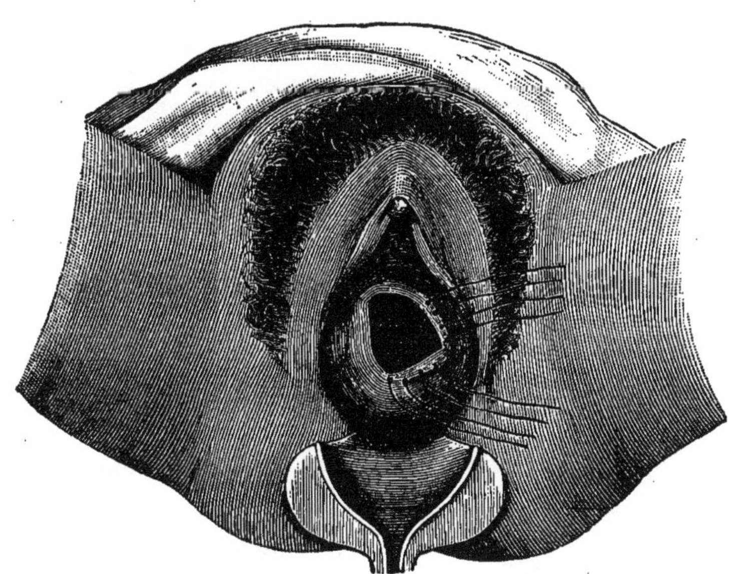

Fig, 58. — Opération de Dudley (2e temps)
Placement des sutures du lambeau gauche.

Chacune des lèvres de l'incision est alors repliée sur elle-même d'avant en arrière *et non de dedans en dehors*, puis suturée avec du crin de Florence (fig. 58 et 59).

Le lambeau est replié sur lui-même à angle droit, de manière que le point de départ de l'incision sur le bord de l'orifice externe vienne se réunir à l'angle même de l'incision.

L'orifice externe se trouve ainsi reporté directement en arrière, à l'angle même de l'incision.

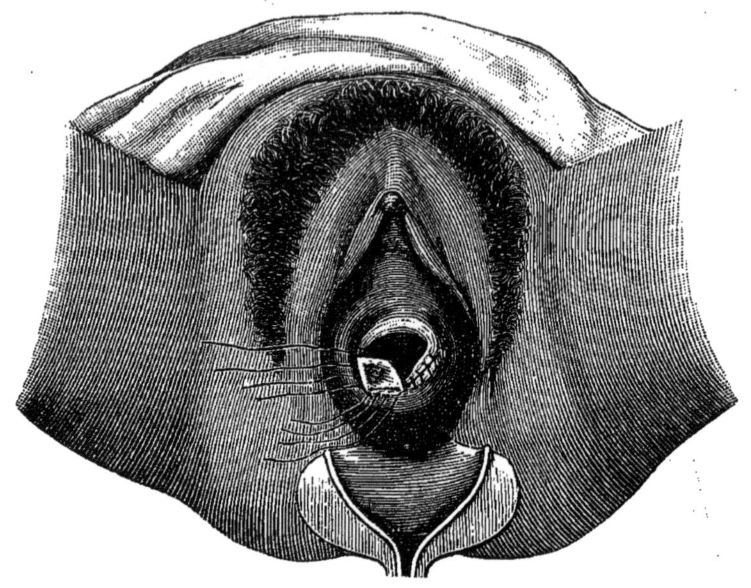

Fig. 59. — Opération de Dudley (2e temps).
La suture du lambeau gauche est achevée et les fils placés dans le lambeau droit que l'on a commencé à replier sur lui-même.

Si l'on compare la figure 59 à la figure 57, on peut voir que le col commence déjà à regarder en arrière, dans sa direction normale, vers la concavité du sacrum, au lieu de pointer en avant vers l'entrée du vagin.

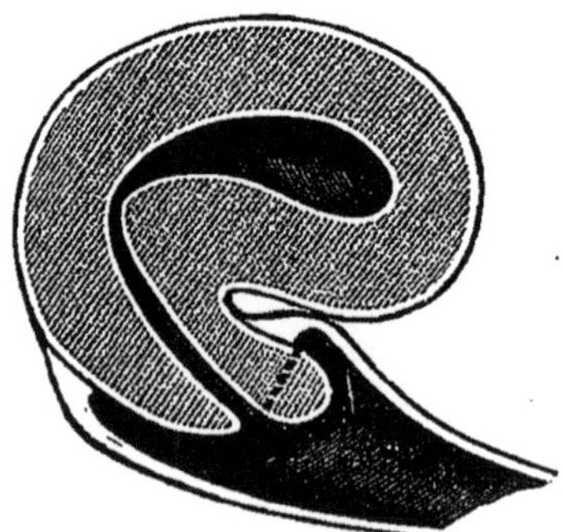

Fig. 60. — Opération de Dudley (3e temps)
Amputation de la lèvre antérieure du col. Les lambeaux postérieurs sont repliés et suturés.

On saisit alors la lèvre antérieure du col avec un tenaculum et on en fait l'amputation partielle, comme l'indique le pointillé de la fig. 60.

L'incision doit aboutir au nouvel orifice externe sans l'intéresser, car elle est simplement destinée à supprimer l'allongement que présente la lèvre antérieure du col lorsque les deux lambeaux postérieurs ont été repliés sur eux mêmes et suturés. On termine ce troisième temps par la suture du moignon de la lèvre antérieure comme l'indique la fig. 61.

Dans tous les cas opérés par Dudley, l'utérus a été redressé, ou bien l'antéflexion s'est trouvée réduite à ses limites physiologiques ; les résultats ont été sensiblement les mêmes, que l'angle de flexion fût situé à l'orifice interne ou plus bas.

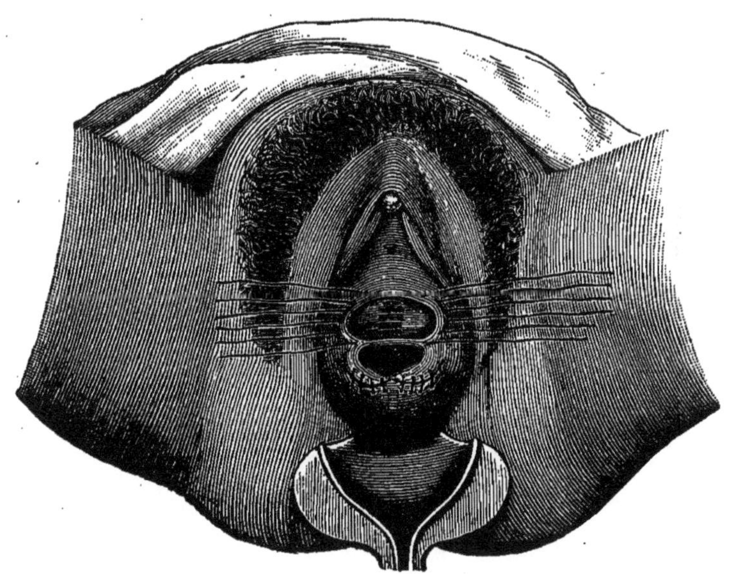

Fig. 61. — Opération de Dudley (3e temps).

Les sutures postérieures sont terminées, les fils sont placés dans le moignon de la lèvre antérieure.

Voici sur quels principes Dudley a établi son procédé : les deux lignes de suture postérieures ont pour effet de transporter l'orifice externe à l'angle même de l'incision postérieure. La suture antérieure a pour effet de reporter le col en arrière d'une distance égale à la moitié de la longueur du lambeau abrasé, puis replié sur lui-même. La direction du col se rapproche alors sensiblement de la normale, ce qui équivaut absolument à supprimer la flexion.

Chez dix malades opérées par Dudley en raison de l'intensité des symptômes, tous les troubles morbides furent supprimés et la guérison s'est maintenue.

Dans dix autres cas, l'indication opératoire était la stérilité, mais l'intervention est encore de date trop récente pour que l'on puisse juger de son efficacité sous ce rapport.

Depuis quelques années, l'opération de Dudley paraît se répandre en Amérique et en Angleterre.

William Mosely (207), George Keith (156), Godson déclarent qu'elle leur a souvent rendu de très grands services. George Keith ajoute qu'elle permet de guérir les malades en une seule séance, sans qu'on ait à leur infliger une série de dilatations.

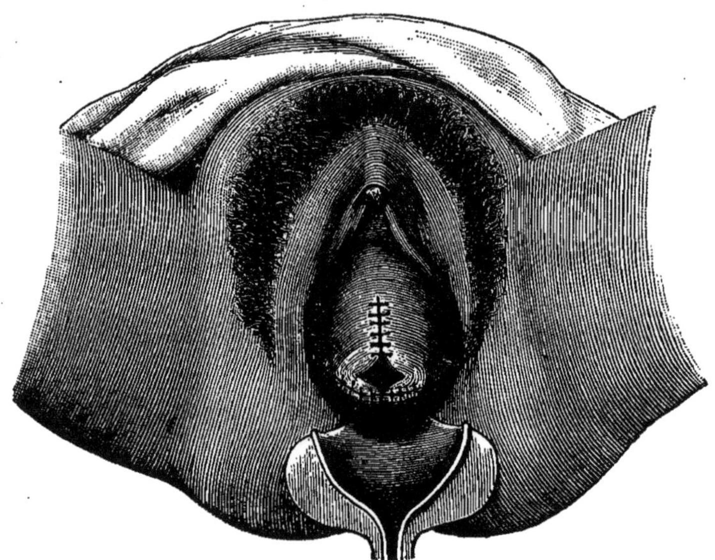

Fig. 62. — Opération de Dudley terminée.

Leroy Brown publie les observations de 22 malades opérées, parmi lesquelles 15 ont vu disparaître tous leurs symptômes morbides : dysménorrhée, ménorragies, troubles nerveux. Toutes présentèrent une amélioration sensible; deux des malades étaient stériles et devinrent enceintes après l'opération.

Minard (205) proclame l'opération de Dudley particulièrement utile dans l'antéflexion du corps et du col où elle pourrait éviter une laparotomie, si on la pratique en temps utile. Elle lui aurait très bien réussi dans un cas particulièrement grave d'antéflexion du corps et du col accompagnée d'endométrite intense où l'hystérométrie et le redressement étaient impossibles. Tous les autres moyens avaient échoué jusque là et les hôpitaux avaient refusé l'admission de la malade.

XII

Opération de Doléris.

Colporrhaphie præcervicale.

Nous avons déjà vu (p. 52) que pour Doléris l'affaissement de la paroi vaginale antérieure entraîne la cystocèle, et qu'à son tour l'abaissement du plancher vésico-vaginal favorise le retour de la flexion.

C'est pour prévenir cette récidive, lorsque le redressement a été obtenu par la dilatation et le curage, que Doléris à songé a renforcer le plancher vésico-vaginal par une colporrhaphie.

Nous empruntons à son mémoire (78) la description de l'opération dont voici la technique :

« On pratique une *colporrhaphie partielle* qui occupe seulement le tiers postérieur de la paroi vaginale antérieure et répond au bas-fond de la vessie, véritable *colporrhaphie præcervicale.*

La surface d'avivement affecte une forme triangulaire et la base du triangle répond à l'angle de réflexion du vagin sur le col. Cette base est transversale et doit mesurer de 5 à 6 centimètres.

Les côtés latéraux du triangle ont une longueur équivalente et le sommet aboutit en un point de la colonne antérieure du vagin répondant à peu près à la portion moyenne, suivant le degré de cystocèle existante. De toute façon, la partie affaiblie et flottante de la paroi vésico-vaginale est occupée par le triangle d'avivement.

Les sutures doivent être placées d'une façon toute spéciale.

La plaie ayant presque la forme d'une étoile à trois branches, les côtés de chacune des branches doivent être suturés deux à deux, de sorte qu'une fois l'affrontement terminé, il existe trois lignes de suture, dessinant alors effectivement une véritable étoile à trois branches linéaires. Le centre de l'étoile est assujetti par une suture circulaire, c'est-à-dire que le fil traverse la crête des trois lignes de suture et circonscrit le centre à quelques millimètres de distance. On serre ce fil qui affronte exactement le centre de l'étoile à la façon des cordons d'une bourse. »

Le résultat d'une telle opération plastique, dit Doléris, est de dégager la portion vaginale du col et de constituer une plate-forme solide au bas-fond vésical. Cette plate-forme soutiendra la vessie en l'empêchant de se développer par le bas, l'obligeant à se maintenir en état de distension moyenne au-devant de l'utérus, ce qui aura pour conséquence de maintenir toujours celui-ci en état de flexion modérée.

XIII

Hystéropexie abdominale.

L'application de l'hystéropexie abdominale au traitement de l'antéflexion utérine paraît être de date toute récente.

Holmes (144) rapporte, en 1894, l'observation d'une femme atteinte d'antéflexion avec dysménorrhée et troubles vésicaux constants, traitée sans résultat par les pessaires, tampons, massage et tiges intra-utérines. Cette malade fut prise subitement de vives douleurs abdominales et l'ensemble des symptômes fit diagnostiquer la rupture d'une grossesse tubaire. La laparotomie aussitôt pratiquée permit d'extraire un fœtus de dix semaines ; après l'ablation de la trompe rompue avec l'ovaire correspondant, on put constater du côté opposé l'existence d'une salpingite et d'une dégénérescence folliculaire très prononcée de l'ovaire. Ces organes furent donc enlevés à leur tour. Holmes redressa alors l'utérus et fixa le fond à la paroi abdominale. La guérison se fit sans incidents ; deux mois après l'opération la malade ne souffrait plus de la vessie, et au lieu d'avoir des mictions toutes les heures, comme auparavant, elle pouvait retenir ses urines pendant 4 ou 5 heures sans être incommodée.

Dans les cas de dysménorrhée due à l'antéflexion, Holmes conseille donc de recourir à l'hystéropexie, à condition toutefois que l'abaissement de la lèvre antérieure du col redresse suffisamment l'organe pour permettre l'introduction de l'hystéromètre.

Ch. Bell White (330) rapporte, en 1895, un cas rebelle d'antéflexion avec rétroversion où il fit la laparotomie dans la pensée que les ligaments utéro-sacrés étaient rétractés, et il ne fut pas peu surpris de les trouver relâchés. En soulevant les ligaments ronds, il remarqua que l'utérus se redressait et en conséquence il le fixa à la paroi abdominale. La malade guérit complètement.

Dans les deux cas que nous venons de rapporter, les circonstances seules amenèrent le chirurgien à pratiquer l'hystéropexie.

En réalité, c'est à M. le professeur Laroyenne que revient l'honneur d'avoir précisé les indications de l'hystéropexie dans l'antéflexion utérine, en se basant sur l'état des annexes. « Que l'utérus ait conservé sa mobilité, dit Laroyenne (171), ou qu'il l'ait perdue, pourvu que l'exploration des annexes ne décèle pas une tuméfaction des trompes et des ovaires par trop manifeste, s'il n'existe, en un mot, rien de plus qu'une annexite sèche, membraneuse, on doit, respectant ces adhérences, dont le décollement entraîne une aggravation, et dont on peut se passer, fixer simplement l'utérus à la paroi abdominale » et il ajoute : « Les tractions exercées sur l'utérus par sa suture à la paroi abdominale opposée à la contre-extension opérée par l'insertion du vagin sur le col déterminent l'effacement de l'angle et la correction de la déviation. De plus, le col ne vient plus presser sur la paroi postérieure et s'y infléchir. » Tel est aussi l'avis de Condamin (57) qui,tout en admettant la possibilité de soulager la malade en redressant l'utérus par la dilatation de l'orifice interne, estime ce résultat peu durable « car toujours le poids du fond de l'utérus, aidé de la pression intestinale viendra reconstituer cette coudure » Et plus loin « Ce n'est donc pas en agissant sur le col ou l'orifice interne qu'on arrivera à un résultat, mais en agissant sur le fond même de l'organe et en le fixant de telle sorte qu'il ne puisse plus s'abaisser. Ne pouvant plus s'abaisser, l'utérus ne pourra plus s'incurver, et ainsi sera guérie l'antéflexion. » Le professeur Laroyenne pratique l'hystéropexie d'après une méthode personnelle dont l'importance nous oblige à la décrire au moins dans ses grandes lignes.

La cavité utérine est tout d'abord soumise à une dilatation graduelle et aseptisée de manière à éviter toute infection, si accidentellement cette cavité était traversée par un point de suture fixateur.

On se sert alors d'un gros hystéromètre spécial, assez volumineux (le n° 26 par exemple) pour redresser l'utérus et le faire maintenir, par un aide, exactement appliqué contre la paroi abdominale « de telle sorte que le chirurgien qui l'incise à ce moment se trouve immédiatement en rapport avec la paroi antérieure de l'utérus qu'on lui présente. La matrice n'est donc pas relevée à l'aide de la main, ni de pinces, ni de fils provisoires traversant le fond de l'organe. Ces manœuvres exposent à une infection, à un écoulement sanguin toujours difficile à arrêter. »

L'incision de la paroi abdominale ne doit pas dépasser 4 à 5 centimètres, et l'aide, armé de l'hystéromètre, se tient prêt à appliquer immédiatement l'utérus contre la paroi, en sorte que « la cavité abdominale est aussitôt fermée qu'ouverte. »

On fixe alors l'utérus à l'aide de deux ou trois aiguilles broches qu'on enfile à travers le plan aponévrotique, le péritoine et la face antérieure de l'utérus. « On devra, en les introduisant, veiller à ce que la portion du péritoine comprise entre sa section et le point d'entrée des aiguilles des deux côtés soit largement adossée sur la ligne médiane. » Une autre précaution est indispensable pour ne pas entraver le développement de l'utérus dans le cas d'une grossesse. L'examen de la coupe congelée de Braune (femme en travail) a permis à M. Laroyenne de constater que l'orifice de la trompe se trouve en avant de l'axe utérin, et à égale distance du fond de l'utérus et du plan horizontal passant par l'orifice interne. Il s'ensuit que « le développement de l'utérus se fait surtout par la paroi postérieure et par le fond et que dans l'hystéropexie ces fils fixateurs devront se trouver exclusivement sur la paroi antérieure et ne pas dépasser en haut le plan des orifices tubaires. »

Une fois les aiguilles broches introduites avec toutes ces précautions indispensables « elles sont armées d'un crin de Florence et retirées l'une après l'autre en entraînant chaque fil que l'on noue successivement. La réunion cutanée termine l'opération, et le port d'un pessaire la complète avantageusement. »

Cette méthode a donné d'excellents résultats à M. Laroyenne pour la suppression des troubles dysménorrhéiques qui accompagnent l'antéflexion. Il resterait cependant encore à établir quelle influence l'hystéropexie abdominale antérieure exerce sur la marche des grossesses ultérieures. Les avis des auteurs sont assez partagés à ce sujet.

Sänger, Léopold, Routier, Pozzi, Ferrier, Baudouin se prononcent dans un sens favorable au point de vue de l'évolution régulière de la grossesse survenant après l'opération.

Labusquière (166) déclare de même qu'après « la ventro-fixation directe ou indirecte, on a vu dans la grande majorité des cas la grossesse et l'accouchement évoluer normalement. »

Cependant Charles P. Noble (218) affirmait tout dernièrement qu'elle entraîne quelquefois de sérieux obstacles au travail par emprisonnement de l'utérus au bord de l'excavation. Sur 165 grossesses consécutives à l'hystéropexie, il relève 17 avortements, 7 accouchements prématurés et 60 accouchements à terme. Parmi ces derniers, il signale deux extractions manuelles, 8 applications de forceps, 5 versions et trois opérations césariennes.

Dans sa statistique, la mortalité s'élève à 5 p. 100. Noble a remarqué que le véritable obstacle au travail provient de ce que le fond de l'utérus hypertrophié et la paroi antérieure constituent une tuméfaction qui obstrue le canal pelvien. Pour éviter cet inconvénient, il termine maintenant l'incision à 4 centimètres environ au-dessus du pubis et fixe les sutures sur la face antérieure du fond au lieu de la face postérieure.

Bien supérieure à tous égards est la pratique de M. Laroyenne. Nous avons signalé plus haut la modification apportée par M. Laroyenne dans la manière de passer les sutures fixatrices qui ne doivent comprendre que la face antérieure du corps de l'utérus au-dessous de la ligne d'insertion des trompes.

Dans une thèse récente (179), Léon insiste beaucoup sur ce point et déclare qu'au point de vue de l'évolution des grossesses ultérieures « l'hystéropexie par la méthode de Laroyenne doit être considérée comme l'opération de choix. »

D'après Bricage (42) elle mérite à peine le nom de laparotomie, attendu que l'air extérieur n'a pour ainsi dire pas le temps de pénétrer dans la cavité péritonéale. « Les chances d'infection sont bien minimes ; on pourrait même dire que tout se résume à assurer l'asepsie d'une plaie non pénétrante de l'abdomen. »

XIV

Hystéropexie Vaginale.

Nicoletis et Richelot ont fait connaître, il y a quelques années, un procédé d'hystéropexie vaginale fondé sur ce principe que l'on change la direction du col « en le détachant de ses insertions vaginales, en le décollant du canal où il est enclavé, puis en le maintenant dans sa nouvelle position à l'aide de nouvelles insertions vaginales disposées suivant le sens de la déviation. »

Ce procédé très complexe, que l'on trouvera décrit tout au long dans la thèse de Debayle (67) comprend trois temps principaux :

1er Temps. — Ligature des artères utérines.

2e Temps. — Section circulaire de la muqueuse vaginale au niveau de ses insertions au col et décollement du tissu cellulaire péri-utérin. Amputation légèrement conoïde du col.

3e Temps. — Suture de la paroi vaginale antérieure à la lèvre postérieure du moignon de manière à exercer une traction sur elle.

4e Temps. — Fermeture complète de la plaie vaginale.

Trois malades atteintes d'antéflexion utérine furent opérées d'après cette méthode, une par Richelot et deux par Nicoletis.

Il est certain que l'hystéropexie vaginale permet de fixer le col du côté où celui-ci était dévié et de remettre le corps dans sa position normale par un mouvement de levier imprimé au col, mais rien ne prouve qu'elle supprime la flexion et nous inclinons à croire avec Bossi (34) que ce moyen curatif doit être plus efficace dans les versions que dans les flexions utérines.

Voici ce que nous apprend l'histoire des trois opérées :

La malade de M. Richelot présentait l'utérus en antéversion avec antéflexion et métrite hémorragique. Douze ans après l'hystéropexie vaginale précédée d'un curettage, on put constater la guérison des troubles fonctionnels, la perméabilité du canal, mais le corps de l'utérus restait aussi penché en avant qu'avant l'opération.

Des deux malades opérées par Nicoletis, l'une présentait une *antéflexion au 3e degré*, avec endométrite cervicale et accidents vésicaux, et l'autre une antéversion avec *antéflexion au 2e degré.* Ces deux malades sont portées comme guéries, mais nous nous demandons jusqu'à quel point ces résultats peuvent être attribués à l'hystéropexie, si l'on remarque que l'opération doit être précédée du traitement préalable de la métrite, curage avec dilatation du canal, injections chaudes à 50° bi-quotidiennes, d'une heure de durée, avec application de teinture d'iode trois fois par semaine dans la cavité utérine, et de la destruction des adhérences s'il y a lieu.

L'opération elle-même comprend l'amputation conoïde du col, très efficace pour guérir la métrite cervicale et diminuer la courbure de flexion, en sorte que la guérison, dans les deux cas particuliers, pourrait très bien être due à l'involution utérine qui suit la guérison de la métrite. Nous avons déjà vu combien la thérapeutique intra-utérine contribue à effectuer le redressement de l'utérus, mais nous savons qu'elle ne met pas toujours à l'abri de la récidive.

XV

Opération d'Alexander.

Certains auteurs ont cru devoir préconiser l'opération d'Alexander dans l'antéflexion pour combattre le prolapsus des ovaires et les troubles vésicaux qui accompagnent fréquemment cette déviation.

D'après Kellog (158) les bons résultats obtenus par le raccourcissement des ligaments ronds doivent être attribués pour une grande part à la restauration des ovaires dans leur position normale.

En 1894, Casati vient déclarer à l'Académie de Médecine de Ferrare (48) que cette opération, jusqu'alors réservée principalement pour les rétro-déviations et les prolapsus, pourrait avantageusement, avec quelques modifications dans le manuel opératoire, diminuer l'angle de courbure de l'utérus antéflechi, supprimer ainsi l'obstacle principal au libre écoulement du sang menstruel, favoriser par là même la fécondation et délivrer la vessie de la pression du corps de l'utérus, cause de troubles fonctionnels si intenses.

Ces résultats une fois obtenus, Casati déclare qu'on obtiendra la disparition de l'hyperhémie veineuse qui accompagne l'antéflexion et dont les effets retentissent sur tous les organes pelviens.

Voici le manuel opératoire indiqué par cet auteur :

Incision parallèle à l'arcade de Fallope, étendue de l'épine iliaque *A. S.* à l'anneau inguinal externe. Arrivé sur l'aponévrose du grand oblique, on incise la paroi antérieure du canal, on découvre le ligament rond qu'on libère et on attire doucement en haut et en dehors vers l'épine iliaque, jusqu'à ce que le repli du péritoine qui l'enveloppe ait franchi l'orifice interne de trois ou quatre centimètres. On suture alors le ligament à l'aponévrose du grand oblique et à l'anneau inguinal interne et on résèque la partie qui dépasse ; puis on ferme le canal par des sutures comprenant sa paroi postérieure et l'aponévrose du grand oblique.

On termine par la suture des téguments et un tamponnement vaginal.

Les malades doivent garder le lit pendant vingt jours après l'opération, et jusqu'à l'apparition des premières règles, elles doivent garder un tampon profondément engagé dans le cul-de-sac antérieur

Ce nouveau procédé opératoire pour l'antéflexion a été jusqu'ici pratiqué six fois par Casati et deux fois par Achille Boari (32).

Les interventions datent de plus de vingt mois et constamment l'utérus est demeuré en bonne position, la dysménorrhée a disparu, de même que la fréquence des mictions.

Chez une malade de Boari, des règles abondantes sont survenues huit jours après l'opération, suivie bientôt d'une grossesse terminée par un accouchement normal.

D'après Casati, l'hystéropexie présente sur le raccourcissement des ligaments ronds le désavantage d'immobiliser l'utérus, alors que cet organe est enclavé entre des viscères essentiellement mobiles et de déterminer par suite une traction continuelle sur la cicatrice.

L'opération d'Alexander, au contraire, remettrait l'utérus en bonne position, sans cependant lui faire perdre sa mobilité.

DISCUSSION THÉRAPEUTIQUE

Nous venons de passer en revue la longue liste des moyens thé rapeutiques préconisés pour combattre l'antéflexion pathologique. Parmi ceux-ci, les uns reconnus inefficaces et parfois nuisibles par les hémorragies auxquelles ils exposent (opération de Simpson, discision postérieure de Sims) ont fait leur temps. Les autres, manifestement insuffisants (redressement manuel ou instrumental, pessaires), ne sauraient, à eux seuls, constituer un traitement. Nous n'y reviendrons pas.

Restent donc les procédés mécaniques combinés au traitement médical et les opérations radicales.

Les premiers comprennent la dilatation du canal utérin associée à la thérapeutique intra-utérine, curettage, topiques modificateurs de la muqueuse, l'application d'une tige intra-utérine, la columnisation du vagin, le massage et l'électricité.

Les opérations peuvent se ranger en trois catégories :

1° Celles qui suppriment la sténose cervicale avec ou sans raccourcissement du col (opérations de *Küster*, *Pozzi*, *Schrœder*, *Dudley*).

2° Celles qui redressent l'angle de flexion en diminuant la longueur de la courbure postérieure de l'utérus (opération de *Nourse*, *Abbot*, *Thiriar*, *Reed*).

3° Celles qui ont pour objet de renforcer l'appareil suspenseur de l'utérus (*Hytéropexie abdominale*, *hystéropexie vaginale*, *opération d'Alexander*, *colporrhaphie præcervicale*).

Malgré leurs différences si tranchées, toutes ces méthodes ont procuré des succès à leur auteurs, en sorte que l'on pourrait hésiter à formuler une appréciation sur la valeur intrinsèque de de chacune d'elles.

Il faudra donc faire intervenir un autre élément pour nous guider dans le choix du moyen thérapeutique, et cet élément nous sera fourni par le caractère des symptômes et la nature des lésions dans chaque cas particulier.

Nous avons vu que l'antéflexion pathologique de l'utérus peut résulter de causes très différentes, lui imprimant chacune un syndrôme morbide et anatomo-pathologique tout à fait spécial. Tout le monde s'accordera pour reconnaître que l'antéflexion résultant d'un vice de développement diffère de celle qui a pour cause une hypertrophie congestive par subinvolution menstruelle ou puerpérale et de celle qui est liée à des lésions péri ou para-métritiques, dont la plus fréquente est le raccourcissement des ligaments utéro-sacrés.

Les complications inflammatoires utérines ou annexielles viennent encore modifier les indications.

En présence d'une malade atteinte d'antéflexion utérine, après avoir établi aussi exactement que possible le diagnostic causal de l'affection, on devra donc toujours rechercher si le cas est justiciable d'un traitement palliatif ou d'une intervention chirurgicale, et procéder toujours du simple au composé, en ne faisant jamais courir à la malade les risques que comporte toute opération gynécologique, si petite soit elle, avant d'avoir essayé une mesure moins radicale, avant d'avoir tenté de réveiller par des moyens conformes aux lois naturelles cette *vis medicatrix naturæ* considérée non sans raison, comme le flambeau qui doit guider le clinicien.

En outre, si le traitement de l'antéflexion doit toujours viser à redresser la courbure utérine, à supprimer la sténose, et par là même, les troubles menstruels, il ne s'en suit pas que le même moyen s'adresse à tous les cas. L'institution d'une thérapeutique uniforme conduit fatalement à des insuccès et semblerait donner raison aux auteurs pour qui l'antéflexion utérine représente un écueil de la thérapeutique gynécologique.

* * *

Si l'obligation de justifier le caractère pathologique de certaines antéflexions utérines nous a conduit à assombrir parfois à l'excès le tableau symptomatique en rappelant toutes les complications signalées dans cette affection, il ne s'en suit pas qu'elle soit toujours aussi grave.

Dans un très grand nombre de cas, le gynécologiste est appelé à constater une antéflexion utérine chez des femmes jeunes, atteintes de dysménorrhée, et réclamant principalement ses soins pour combattre la stérilité concomitante.

Chez ces malades, en dehors d'une légère endométrite, le véritable état morbide de l'utérus est caractérisé par un défaut de développement se traduisant par l'apparence infantile de l'organe jointe à l'hypoplasie de tout le système génital. Le canal utérin plus ou moins sténosé par la contracture du parenchyme dégénéré, et l'hyperesthésie de la muqueuse atrophiée principalement au niveau de l'orifice interne, siège fréquent de la flexion expliquent aisément la dysménorrhée chez ces malades, de même que la stérilité.

Les auteurs qui se sont occupés du traitement de l'antéflexion, en envisageant tout particulièrement le traitement de la dysménorrhée et de la stérilité ont pensé, suivant les idées pathogéniques qu'ils avaient adoptées, qu'il fallait traiter, les uns la flexion vicieuse, les autres les altérations de la muqueuse, les autres enfin, la sténose des orifices interne et externe du canal cervical.

Nous conviendrons qu'en remplissant l'une de ces indications, on peut parfois obtenir des résultats thérapeutiques satisfaisants, à savoir la disparition des douleurs menstruelles, et la fécondation consécutive au traitement.

C'est ainsi qu'en assurant la perméabilité même momentanée de l'utérus, à l'aide de l'hystéromètre, des femmes ont pu être fécondées ; mais il serait singulièrement aléatoire d'espérer obtenir dans la majorité des cas, soit la disparition de la dysménorrhée, soit une fécondation par la seule introduction d'une tige rigide dans la cavité utérine. Le traitement de la stérilité deviendrait singulièrement simple et n'aurait pas exercé la sagacité des opérateurs, ni provoqué l'intervention des masseurs et des électriciens et ensuite la mise en œuvre d'un arsenal thérapeutique aussi varié qu'incertain et aléatoire.

En étudiant l'anatomie pathologique et la pathogénie de l'antéflexion, nous sommes arrivé à concevoir que l'antéflexion morbide liée à la dysménorrhée et à la stérilité méritait un traitement plus complexe, et qu'il y avait lieu de remplir les différentes indications tirées de l'étude des lésions, c'est-à-dire qu'il fallait en même temps :

1° Redresser l'axe cervico-utérin.

2° Modifier la muqueuse.

3° Maintenir le calibre du canal à titre définitif, soit par une opération, soit par le port prolongé d'un instrument qui fait disparaître la sténose, assure le drainage et stimule le développement de l'organe.

Ces indications, nous l'avons vu, sont toutes fort bien remplies par le curage de la cavité, suivi d'un écouvillonnage avec une solution de glycérine créosotée au tiers, et de la fixation d'une tige intra-utérine de Lefour.

Cette tige, en délivrant la vessie de la pression du corps de l'utérus, guérit les troubles vésicaux associés à l'antéflexion ; en soulevant le fond de l'organe, elle supprime la flexion et l'obstacle au cours du sang menstruel ; elle guérit par suite la dysménorrhée et favorise, dans un grand nombre de cas, la fécondation ultérieure.

* * *

En présence d'une antéflexion pathologique par subinvolution ou par métrite partielle ou généralisée, après un traitement préparatoire et antiphlogistique de la métrite, la dilatation graduelle de la cavité par les laminaires, suivie du curage et complétée, si c'est nécessaire, par l'amputation partielle du col et, à l'occasion, par une colporrhaphie præcervicale, suffira le plus souvent pour ramener l'utérus à ses dimensions puis à sa forme normales.

Si la dysménorrhée persistait après ce traitement, on pourrait recourir aux tiges de Lefour pour rétablir le calibre du canal utérin.

* * *

Lorsqu'il existe un allongement hypertrophique du col avec sténose de l'orifice externe, deux méthodes se présentent à nous : les stomatoplasties et l'amputation du col.

Parmi les opérations plastiques destinées à supprimer la sténose de l'orifice externe, celle de Pozzi doit-être signalée en première ligne parce qu'elle assure d'une manière définitive la béance de l'orifice externe, mais il ne faut pas que les incisions latérales soient prolongées trop haut de crainte de transformer le col en deux valves dont les face internes se regardent à la façon d'un bec de canard ; les incisions pratiquées moins haut ne donnent pas cet inconvénient.

Cette opération est bonne, mais ne permet de traiter que la sténose de l'orifice externe. Si la muqueuse cervicale est malade, si l'orifice interne est sténosé, elle demeure insuffisante à moins d'être complétée par la divulsion de l'orifice interne et le traitement de la métrite et nous ajouterons même par la suppression de l'angle de flexion à l'aide d'une tige intra-utérine.

Lorsqu'il existe des lésions chroniques de la muqueuse cervicale, l'opération de Schrœder est certainement préférable parce que, tout en faisant l'ouverture aussi large que l'on veut, on enlève alors toute la muqueuse malade, et qu'enfin, en diminuant beaucoup la longueur du col, on diminue aussi la flexion.

L'opération de Dudley a sans doute donné de bons résultats en Amérique, mais il nous semble que cette opération très compliquée ne présente aucun avantage sérieux sur l'amputation de Schrœder.

En résumé, lorsqu'il existe un allongement hypertrophique du col avec endométrite cervicale et sténose des orifices, le plus simple est de l'amputer pour lui rendre sa forme et ses dimensions normales. Dans un cas de simple sténose de l'orifice, si l'on ne veut pas recourir à une opération plastique, les tiges intra-utérines peuvent rendre des services, à condition de commencer par guérir la muqueuse.

*
* *

Quand la métrite est compliquée de lésions péri-utérines, c'est à ces lésions péri-utérines qu'il faut s'adresser tout d'abord. Il serait imprudent de pratiquer des opérations ou de mettre une tige à demeure chez des femmes ayant une inflammation péri-utérine marquée.

On fera donc le traitement préalable de la para ou périmétrite ou de la salpingite, et il possible qu'en modifiant les tissus par les traitements usuels nous assistions à la disparition des symptômes qui, de prime abord, semblaient nécessiter une intervention contre l'antéflexion, c'est-à-dire que la dysménorrhée d'origine utérine peut disparaître et que la femme peut devenir enceinte, non parce que ses lésions péri-utérines ont été améliorées ou guéries complètement, mais parcequ'il peut y avoir eu consécutivement guérison de la métrite et redressement de l'utérus qui se trouve dans une situation plus physiologique. C'est ici que le traitement antiphlogistique rendra des services appréciables : l'emploi judicieux des injections vaginales chaudes et des irrigations rectales sera d'un grand secours pour calmer les phénomènes inflammatoires ; la columnisation et le massage agiront de même pour libérer les adhérences et rendre à l'utérus sa mobilité.

Plus tard, lorsque l'état aigu aura disparu, la dilatation lente par les laminaires et une thérapeutique intra-utérine, discrète à cause des conditions péri-utérines, pourront donner de bons résultats.

Dans certains cas, les lésions annexielles seront par elles-mêmes assez graves pour justifier une opération radicale telle que la castration, mais il va sans dire qu'une telle mesure ne sera prise qu'en dernier ressort, lorsque les autres traitements auront échoué,

De plus, et nous ne saurions trop insister sur ce point, lorsque les lésions péri-utérines sont à ce point marquées qu'elles nécessitent une opération abdominale, l'antéflexion n'a plus qu'un intérêt purement secondaire ; ce n'est plus le traitement de l'antéflexion qu'il s'agit d'instituer, mais bien celui des lésions péri-utérines, par la raison bien simple que nombre de symptômes qui pouvaient être mis sur le compte de l'antéflexion sont attribuables aux inflammations des ovaires, des trompes, du paramétrium, etc., et qu'alors l'antéflexion se perd au milieu du complexus symptomatique des lésions péri-utérines qui compliquent la scène. La flexion utérine demeure toujours la lésion initiale, mais en raison de l'intensité des troubles qu'elle provoque, les effets ont surpassé la cause et dominent la situation.

Lorsque les lésions péri-utérines seront guéries ou tout au moins notablement amendées, le moment sera venu de traiter la flexion.

*
* *

Quel jugement devons nous porter sur les autres méthodes de traitement que nous avons décrites ?

Les opérations d'Abbot et de Nourse n'ont pas été pratiquées en France et nous ne pouvons les juger que d'après des vues théoriques. Nous dirons toutefois qu'elles ne nous paraissent pas basées sur des notions pathogéniques exactes. Si le redressement de l'utérus est le résultat immédiat de l'opération, rien ne prouve que ce résultat soit définitif et nous voudrions qu'on ajoutât une modification portant sur la muqueuse utérine elle-même. Sans parler de leur complexité, ces opération négligent la muqueuse cervicale et ne seraient applicables que dans les cas où celle-ci n'est pas malade.

L'opération de Thiriar n'est qu'une tentative opératoire qui a été rarement exécutée. Ouvrir le péritoine pour une antéflexion est sans contredit une mesure exagerée. En dehors des dangers d'éventration qu'elle comporte, nous ne sommes pas sûrs qu'elle réduise bien la flexion, et la technique opératoire n'est pas d'une commodité suffisante pour engager le chirurgien dans cette voie.

L'opération de Reed par la voie vaginale est une tentative du même genre ; nous la préférerions cependant si les mêmes difficultés de taille du lambeau et de sutures ne s'y trouvaient.

Dans ces deux cas encore on néglige complètement la muqueuse cervicale et l'orifice externe.

L'hystéropexie abdominale par la méthode de Laroyenne paraît avoir donné de bons résultats et mériterait d'être prise en considération si l'innocuité de la ventro-fixation sur les grossesses ultérieures était bien établie. Nous ajouterons que, même en admettant qu'elle fasse disparaître la flexion, cette opération ne traite qu'un des éléments du complexus morbide ; elle comporte en outre une certaine gravité et peut donner lieu à des tiraillements, troubles vésicaux, suppuration des fils, éventration alors que nous avons à notre disposition des procédés plus simples.

L'hystéropexie vaginale, comme nous l'avons vu, agit principalement par le traitement de la métrite et l'amputation du col; nous ne voyons, par suite, pas la nécessité de la substituer à ces moyens thérapeutiques.

L'opération d'Alexander ne s'adresse qu'à la flexion, et lorsqu'il existe une sclérose de la charnière pathologique, son action nous semble plus que problématique. La technique modifiée de Casati n'a du reste pas été employée dans un nombre de cas suffisant, pour nous permettre de fixer nos idées à son égard.

En dehors des opérations, le massage et l'électricité pourront être très utiles à titre complémentaire pour résoudre les adhérences et parfaire l'involution utérine, mais ce sont là des mesures insuffisantes pour constituer à elles seules le traitement de l'antéflexion pathologique.

Quant aux ceintures hypogastriques et aux pessaires, elles représentent des mesures purement palliatives, destinées à soulever en masse l'utérus qui tend à prolaber dans le vagin; on ne sera vraiment autorisé à les conseiller que lorsque les malades refusent toute intervention directe sur les organes génitaux.

CONCLUSIONS

I. — La position normale de l'utérus, position éminemment instable, est une *antéversion* d'autant plus accentuée que la vessie est plus vide, l'axe du canal pouvant affecter la rectitude, mais plus souvent une *anté-courbure* et même une véritable *antéflexion physiologique*, caractérisée par la variabilité de l'angle de flexion.

II. — L'antéflexion normale ne devient pathologique que par la fixité de l'angle de flexion.

III. — L'antéflexion *pathologique* ne donne pas toujours lieu à des troubles fonctionnels. L'angle de flexion peut être très exagéré sans qu'il en résulte des symptômes fonctionnels ou morbides, mais ces symptômes font leur apparition dès que la coudure utérine a produit des modifications de canalisation (hypertrophie de la muqueuse, sténose des orifices) aggravés et rendus permanents par l'existence de lésions utérines et péri-utérines.

IV. — L'antéflexion morbide est donc le résultat plutôt que la cause première des modifications pathologiques de l'utérus, mais une fois constituée, elle entraîne de nouvelles altérations morbides dans la zone utérine et péri-utérine, conditions qui ont pour effet de l'aggraver.

V. — Cliniquement le gynécologiste est appelé le plus souvent à constater l'antéflexion lorsque ce vice de forme coïncide soit avec la dysménorrhée, soit avec la stérilité, soit avec les deux réunies.

VI. — Au point de vue thérapeutique, on peut dire qu'il y a lieu d'envisager non pas une antéflexion, mais des antéflexions, c'est-à-dire qu'il nous faudra considérer différents cas suivant qu'il existe ;

1° Une antéflexion liée à une aplasie de tout le système génital avec sténose des orifices utérins (antéflexion dite *congénitale*).

2° Une antéflexion liée à une congestion passive par métrite ou subinvolution utérine.

3° L'une ou l'autre de ces formes compliquée de lésions inflammatoires ou scléreuses péri-utérines.

VII. — Dans tous les cas, sous peine d'échec ou d'accidents graves, on devra traiter l'état inflammatoire avant de s'attaquer à la flexion elle-même.

VIII. — Dans l'antéflexion dite *congénitale*, sans complications inflammatoires, il y a nécessité de s'attaquer directement à la flexion et à toutes les conditions qui en dépendent, c'est-à-dire modifications de canalisation et sténose, pour supprimer la dysménorrhée et favoriser la fécondation.

IX. — Ces indications thérapeutiques sont toutes fort bien remplies par les tiges de Lefour.

X. — Les avantages que présentent les tiges de Lefour et leur supériorité sur tous les autres pessaires intra-utérins leur ont acquis une place prépondérante dans l'arsenal de la petite chirurgie gynécologique.

XI. — Dans tous les cas, si l'on s'entoure des précautions indispensables que nous avons signalées, en observant rigoureusement les règles de l'asepsie, le pessaire intra-utérin de Lefour exerce habituellement, dès les premiers jours, une action très heureuse en diminuant l'acuité des troubles morbides, au point de donner l'illusion d'une guérison complète.

XII. — L'usage prolongé de cette tige stimule le développement de l'utérus et procure la guérison définitive de l'antéflexion elle-même, qui disparaît avec tout son cortège symptômatique.

XIII. — On peut alors voir la fécondation se faire chez des femmes jusqu'alors stériles, et la grossesse évoluer jusqu'à terme sans incident.

XIV. — Dans l'antéflexion liée à une congestion passive par métrite ou subinvolution utérine, le traitement antiphlogistique suivi, à l'occasion, par l'application d'une tige de Lefour, est appelé à donner les meilleurs résultats.

XV. — Lorsqu'il existe un allongement hypertrophique du col avec endométrite cervicale, le plus simple est de l'amputer pour lui rendre sa forme et ses dimensions normales, en supprimant du même coup les lésions qui entretiennent l'inflammation.

XVI. — Lorsque l'inflammation de l'utérus est compliquée de lésions péri-utérines, c'est à ces lésions qu'il faut s'adresser tout d'abord parce qu'elles dominent le complexus morbide. — On se réservera cependant l'opportunité d'intervenir plus tard pour les lésions dont elles dérivent, c'est-à-dire les lésions utérines.

INDEX BIBLIOGRAPHIQUE

1. **Abbot** (**A.-W.**). — Anteflexion of the uterus. [*Northwest Lancet St-Paul*, 1889 IX p. 147.]

2. **Abeille.** — Traitement des maladies chroniques de la matrice. Guérison des déviations et inflexions jusque là réputées incurables par un nouveau procédé opératoire exempt de tout danger. [*Gaz. méd. de Paris*, 1875, IV, 354, 367.]

3. **Abeille.** — Elongation hypertrophique du col et d'une partie du globe avec flexion tellement exagérée que l'utérus a la forme d'un colimaçon. [*Courrier méd. de Paris*, 1878. XXVIII 103-107.]

4. **Abeille.** — Antéflexion ancienne et extrême. Déchirure de la commissure droite fixée, par rétraction, au cul-de-sac postérieur à droite. Cette soudure a sans doute contribué à augmenter l'antéflexion. Intumescence myofibreuse de toute la surface antérieure du col et du globe. [*Courrier méd. de Paris*, 1881, XXI 418-421.]

5. **Abeille.** — Antéflexion ancienne; obturation du méat; atrésie du canal cervical et accidents consécutifs; opération par la myotomie utéro-vaginale; guérison. [*Courrier méd. de Paris*, 1878, XXVIII 103-107.]

6. **Amann.** — Zur mechanischen Behandlung der Versionen und Flexionen des Uterus. [Munich, 1874; id. *in Rev. de Hayem* 1876, T. 7 p. 606.]

7. **Ameline.** — *Thèse* de 1827 (n° 55).

8. **Aran.** — Etudes anatomiques et anatomo-pathologiques sur la statique de l'utérus. [*Archiv. gén. de méd.* 1858. IVe série T. XI, p. 139 et 310.]

9. **Aran.** — Leçons cliniques sur les maladies de l'utérus. Paris, 1858.

10. **Atthill** (**L.**). — On the relation of the anteflexion of the uterus to dysmenorrhœa. [*Brit. med. Journ.* 24 déc. 1881.]

11. **Aubert** (**J. B. J. A.**). — Des déplacements de l'utérus. Paris 1846.

12. **Aulde** (**John**). — Uterine dyskinesia [*Medical and surgical reporter* 31 mars 1883.]

13. **Auvard.** — Traité pratique de gynécologie 2e éd. Paris, 1894.

14. **Auvard**. — Dictionnaire encyclopédique des sciences médicales. Article *Pessaire*, p. 614.

15. **Bailey**. — A possible danger in the use of the ring and stem pessary [*Medical and surgical reporter Phila-l.* 1887, p. 806.]

16. **Bain (Will.)** Antéflexion de l'utérus gravide [*Eding. méd. J.* janv. 1884.]

17. **Ball (J.)**. — Forcible and rapid dilatation of the cervix uteri for the cure of dysmenorrhœa; with a new method of treatment for the permanent relief of flexion [*New York, Med. jour.* 1873, XVIII 363-373.]

18. **Bandl (de Vienne)**. — The normal position and the normal state of the uterus and the anatomo-pathological causes of « *anteflexion* » so called. [*Americ. J. of Obst.* 1884. vol. 17, p. 195.]
id. in *Archiv. f. Gynœk*, 1884, Band XXII Heft 3.
id. *Revue de Hayem*, T. XXV; p. 626.

19. **Banga**. — Principes du traitement des déplacements utérins [*Americ. J. of Obst.* janv. 1892.]

20. **Banning**. — The pathology and treatment of uterine displacements [8° Boston 1879.]

21. **Bantock**. — On the treatment of Anteflexion by a new form of intra-uterine pessary [*Obst. J.* Gr. *Brit. London*, 1874, II, 1; 83]

22. **Barnes**. — On the use of stem pessary [*The provincial Med. journal Leicester*, 1894 p. 9.]

23. **Barnier**. — Anteflexion très prononcée ; le sinus de l'angle formé par le corps et le col de la matrice est de 90° environ. [*Bull. soc. anat.* Paris, 1854, XXIX 373.]

24. **Barrois**. — Des flexions de l'utérus [*Thèse* de Paris, 1860.]

25. **Baudoin**. — Hystéropexie abdominale antérieure et opérations sus-pubiennes dans les rétrodéviations de l'utérus [*Thèse* de Paris, 1890 n° 232.]

26. **Bégouin (P. E.)**. — Contribution à l'étude de l'hystéropexie abdominale [*Thèse* de Bordeaux, 1892.]

27. **Bennet (J. H.)**. — Anteflexion of the uterus considered as a normal anatomical condition. [*Proc. Roy. M.* et *Chir. Soc. London*. 1856-57, I, 96.]

28. **Fernutz** et **Goupil**. — Clinique médicale sur les maladies des femmes [Paris, 1862, T. II ; p. 721.]

29. **Betts (Helen L.)**. — Dress of women in its relation to the etiology and treatment of pelvic disease. [*Journ. of the Americ. Med. Assoc.* 28 avril 1888, p. 509.]

30. — **Black** (**J. Gordon**). — On the use of stem pessaries [*British Med. J.* 1887, p. 107.]

31. **Bland** (**J.**). — Anteflexion of the uterus [*Ohio M. Recorder. Colombus* 1879 IV ; 6-11.]

32. **Boari** (**Achille**). — Anteflexion de l'utérus [*La Rassegna d'Ostetricia e Ginecologia* , avril 1896.]
id. in *Semaine Gynec.* 1896, p. 117.]

33. **Bond.** — Some observations respecting the causes and treatment of uterine displacements [*Weekly med. Revue St-Louis* 1888 p. 510.]

34. **Bossi.** — La vagino fissazione del collo quale metodo di cura radicale nelle varie forme di sportamento del utero. [*Rivista di ostetricia e ginecologia.* 1890, I, 369 ; 385.]

35. **Bouffandeau.** — De l'hystéropexie par le procédé du professeur Laroyenne. [*Thèse* de Lyon, 1893.]

36. **Bouilly.** — Communications sur le traitement des déviations utérines faites au Congrès de Gynécologie tenu à Bordeaux, août 1895. [*Bull. méd,* 21 août 1895.]

37. **Boullard.** — De l'antéflexion considérée comme une disposition normale de l'utérus avant la grossesse. [*Rev. méd. chir. de Paris,* 1853, XIII, 341-348.]
id. [in *Gaz. Hôp.* Paris, 1853, XXVI, 464.]

38. **Boullard.** — Quelques mots sur l'utérus. *Thèse* de Paris, 1853, n° 87.

39. **Boursier.** — Des métrites dans les déviations de l'utérus. [*Semaine méd.* 17 août 1895.]

40. **Braun-Fernwald.** — Sur les flexions de l'utérus. [*Viener medizinische Wochenschrift,* 1876, n°s 27 à 30.]

41. **Breisky.** — The normal position of the female pelvic organs. [*Jour. of the Gynæck soc. of Boston,* 1869, I ; 83.]

42. **Bricage.** — Du traitement de l'antéflexion utérine. [*Thèse* de Lyon, 1894.]

43. **Brock.** — Etiologie et traitement des flexions utérines. [*Thèse inaug.* de Berlin, 1874.]

44. **Brown** (**L.**). — A study of twenty two cases of Dudley's operation for pathological anteflexion [*New York J. of Gynæk and Obs.* 1894. IV, 269-276.]

45. **Browne** (**B.B.**). — Diseases of the bladder and rectum caused by displacements of the uterus. [*Tr. M. et Chir. Fac. Maryland,* 1876, 82.]

46. **Byford** (**H. T.**). — On relations between flexions of uterus and nervous affections. [*Weekly med. Rev. Chicago,* 1883, VIII 34-36.],

47. **Carpenter.** — Some interesting points in an unusual case of anteflexion, with other anomalies. [*Journ. of the American med. Assoc.* 1891, XVII, 930.]

48. **Casati.** — Modificazione all'operazione del'Alexander nella cura delle antiflessioni del Utero. [*Gaz. med. Lombarda*, 1894, LIII, 333.]

49. **Cate (S.-M.).** — Anteflexion of the uterus. [*N. Am. J. Homœop N. Y*, 1883 N. S. XIV, 24-35.]

50. **Chambers (P.-F.)**— Anteflexion of the uterus, with stenosis of the internal os; its causes and treatment. [*N. York Med. Journ.*, 1885, XLI, 491-493.]

51. **Charpy.**— La position de l'utérus. [*Archives de Tocologie et de Gynécologie*, 1892, p. 873, 893.]
Id. In *Midi Medical*, avril 1892.

52. **Claudius.** — Ueber die Lage des Uterus. [*Zeitschrift für rationelle Medicin, III Reihe* Bd 23, S. 349.]

53. **Coe.** — Stem pessary worn continuously for three months. [*Transact. of Obst. Soc. of. New-York*, 10 nov. 1880, *in Americ. J. of Obstetrics*, 1885, p. 50.]

54. **Coe.** — Le traitement de l'anteflexion acquise associée à une affection des ovaires ; ses rapports avec la stérilité. [*Americ. J. of Obstetrics*, juin 1887.]

55. **Coe.** — Intrapelvic adhesions; their etiology and pathology. [*New-York Journ. of Gyn. and. Obst.*, 1893, p. 384.]

56. **Condamin.**—Dangers de certains pessaires. [*Lyon Medical*, sept. 1893 p. 158.]

57. **Condamin.** — De l'hystéropexie comme traitement de l'Antéflexion utérine. [*Mercredi Méd.*, 16 mai 1894.]

58. **Condamin.** — De l'hystéropexie par le procédé de Laroyenne; Manuel opératoire, Indications, 20 Observations. [*Arch. provinc. de chir.*, 1894, p. 65.]

59. **Cortambert.** — Essai sur les déplacements de l'utérus et ses dépendances. [in-8°, Paris, 1803.]

60. **Corties.** — Essai sur les flexions de l'utérus. [In-4° Montpellier, 1860.]

61. **Courty.** — Traité pratique des maladies de l'utérus. [Paris, 1872.]

62. **Crédé.** — Beitrage zur Bestimmung der normalen Lage der Gebärmutter. [*Arch. f. Gynækol.*, 1870, p. 120.]

63. **Cruveilher.** — Traité d'anatomie descriptive. [5e éd. 1877.]

64. **Currier (Andrew.-F.).** — The normal position of the adult uterus. [*New-York, Medic. Journal*, 1883, p. 88.]

65. **Cusco**. — De l'Antéflexion et de la Rétroflexion de l'utérus. [*Th. Agrég*. Paris. 1853.]

66. **Davenport**. — Des déplacements de l'utérus ; leur influence sur le système nerveux général. [*Boston, Med. Journ.*, 23 août 1888, p. 172.]

67. **Debayle**. — De l'hystéropexie vaginale (opération de Nicoletis). Nouveau mode de traitement des déviations utérines. [*Thèse* de Paris. 1890, n° 68.]

68. **Debierre**. — Traité élémentaire d'anatomie de l'homme. [Paris, 1890].

69. **Depaul**. — Déformations congénitales de la matrice. Antéflexion. [*Bull. Soc. anat*. Paris, 1854, XXIX, 48-51.]

70. **Depaul**. — Traitement des déviations utérines. [Paris, 1854.]

71. **Depaul** — Du traitement des déviations utérines par les pessaires intra-utérins. [*Bull. de l'Acad. de Méd.* de Paris, 1853-1854, XIX. 628-668.]

72. **Depaul**. — Direction normale de l'utérus à l'état de vacuité. [*Bull. de la Soc. de Chirurgie*, 1854, p. 75.]

73. **Depaul**. — *Bulletin de l'Acad. de Méd.* 1854. Rapport sur le traitement des déviations utérines. Discussion du rapport. Opinions de Depaul, Piorry, Malgaigne, Huguier, Hervez de Chégoin, Paul Dubois, Cazeaux, Gibert, Velpeau, Amussat, Ricord, Robert.

74. **Deville**. — Antéflexion de l'utérus ; un angle droit entre le corps et le col de l'organe. [*Bull. soc. anat.* ; Paris. 1847, XXII, 196.]

75. **Deville**. — Sur la fréquence des anté et rétroflexions de l'utérus. [*Revue Medico-Chirurgicale*, Décembre 1849.]

76. **De Voe**. — Remarks on the significance of Anteflexion in pregnancy. [*Americ. J. of Obstetrics*, 1884, p. 838.]

77. **Doléris** — Leçons sur les déviations utérines. [*Pratique Méd.* Par., 1888, II, 421, 445, 507. — 1889, III, 4.]

78. **Doléris** — Pathogénie et traitement des flexions utérines. [*Gaz. des Hôp.*, 1888, p. 23.]

79. **Doléris** — Statique utérine et plancher pelvien. [*Nouvelles Archiv. d'Obst. et Gynéc.*, 1890, p. 667.]

80. **Doléris et Pichevin** — La Pratique Gynécologique. [2 vol. in-8°. Paris, 1896.]

81. **Donaldson** — Traitement des déplacements de l'utérus. [*Americ. Journ. of Obst.* Juillet 1885.]

82. **Dubourg** (*de Bordeaux*). — Traitement des déviations utérines. [Communication au Congrès de Bordeaux, 8-14 août 1895. — In *Bull. Méd.*, 21 août 1895.]

83. **Dudley** (**E.-C.**). — A plastic operation designed to straighten the Anteflexed uterus. [*Americ. Journ. of Obst.*, 1891. N. S., XXIV, 142-151. Discussion, 224-231.]

84. **Duncan** (**William**). — Discussion à la Bristih med. Assoc., Dublin, août 1887. [In *British med. Journ.*, 11 février 1888.]

85. **Duplay et Reclus.** — Traité de Chirurgie, t. VIII, 1892, p. 501.

86. **Duret.** — Des déviations utérines. [*Bull. Med.*, 21 août 1895.]

87. **Eisenberg.** — A case of Anteflexion of the uterus complicated by chronic. cervical endometritis. [*Obst. Gaz. Cincin.*, 1879-80, II, 201-204.]

88. **Emmet** (**Th.-Ad.**).—Philosophy of uterine Disease with the treatment applicable to displacements and flexures. [*N.-York, Med. Journ.* 1874.]

89. **Emmet** (**Th.-Ad.**) — Disease of the bladder connected with uterine displacements. (*Americ. Journ. of Obst.*, 1876, IX, 578-588.]

90. **Emmet** (**Th.-Ad.**).—Etiologie des flexions utérines avec l'indication du traitement approprié. (*Americ. J. of Obst.*, 1877, p. 668.]

91. **Emmet** (**Th.-Ad.**). — A study of the causes and treatment of uterine displacements. [*Americ. J. of obst.*, 1887, p. 1040.]

92. **Engelmann.** — Galvanic and faradic electricity in the treatment of uterine displacements. [*Saint-Louis,, Cour. Med.*, 1887. p. 193.].

93. **Fari** (**A.**) — Delle flessione de l'uterus. [Il Morgagni, 1876, fascicules 6 et 7. — In *Revue de Hayem*, t. IX, p. 173.]

94. **Fauquez.** Du traitement des déviations utérines par le massage associé à l'application de l'électricité. [*Rev. Med. Chir. des maladies des femmes*, 1891, XIII, 513-521.]

95. **Féré.** — Antéflexion de l'utérus. [*Bull. soc. anat. de Paris*, 1875, L, 790-792.]

96. **Foerster.** — An intra-uterine pessary. [*The Americ. Gyn. and obst. Journ.*, 1896, p. 647.]

97. **Forfer.** — Etude sur les déviations utérines, sur les troubles réflexes consécutifs à ces déviations et de leur traitement par l'anneau pessaire. [*Thèse* de Paris, 1882.]

98. **Foster** (**Frank P.**).— A contribution to the topographical anatomy of the uterus and its surrundings. [*The Americ. J. of Obst.* XIII, 1880, p. 30.]

99. **Frankenhauser.**— Ueber die Lage der inweren Genitalien. [*Correspondenzblatt für Schweizer Aertze* 1877, n° 14.]

100. **Franklin H. Martin.** — Alexander's operation without buried sutures [*The Americ. gyn. and obts. journ.* Avril 1896.]

101. **Frémineau.** — Des déviations utérines et de leur traitement. In-4°. Paris, 1862.

102. **Freund.** — Die Lagentwicklung der Beekenorgane und Indesonden des weiblichen genitals Canals.

103. **Fritsch.** — Les déplacements et inflammations de l'utérus. [56° *livraison de la Deutsche chirurgie. Stuttgard*, 1884.]

104. **Fuertes (R.).** — Die Anteflexion in der modernen Gynäkologie und ihre Behandlung. In-8° Berlin, 1885.

105. **Fundenberg.** — Traitement des flexions utérines par la tige intra-utérine. [*Journ. of the Amer. med. Assoc.* 5 sept. 1885.]

106. **Galton.** — On the treatment of Anteflexion of the uterus without intra-uterine stem. [*The Lancet*, 1874, II, p. 157.]

107. **Gaujot et Spillmann.** — Arsenal de la Chirurgie contemporaine, 1872, p. 941 et suiv.

108. **Gerhung. (E. C.).** — The effects of ante displacements of the uterus on pregnancy and labour. [*Americ. J. of Obst.* 1882, XV, 690-695.]

109. **Gervis.** (H). — Du traitement des flexions utérines. [*Brit. Med. Journ.* 1881, p. 997.]

110. **Gibb.** — Dilatation utérine contre la stérilité. [*Améric. J. of Obst.* 1895 XXXII, p. 251.]

111. **Gillette.** — Bulletin de la Soc. anat. de Paris, 1884.

112. **Gillicudy (Mac).**— Dilatation dans la sténose et la flexion de l'utérus. [*The New-York med. Journ.*, 1889, p. 150.]

113. **Godwin.** — Pregnancy following ventral fixation of the uterus. [*The Americ. J. of. Obst.* 1894, p. 370.]

114. **Gœlet (A. H.).** — Traitement rationnel des déplacements utérins. [*The Americ. J. of. Obst.* 1891, p. 185.]

115. **Gœlet (A. H).** — Dysmenorrhœa due to Anteflexion. [*Atlanta Med. et Surg. journ.* N. S. XI, p. 158.]

116. **Gontcharoff.** — Contribution à l'étude des flexions utérines au point de vue de leur traitement. [*Thèse* de Paris, 1877, n° 288.]

117. **Goodel.** — On the treatment of painful menstruation and sterility from flexion. [*Med. News. Philad.* XLVII, 645-649.]

118. **Grandin.** — Electrolysis in uterine flexions. [*New-York Med. Journ.* 1888, p. 701.]

119. **Grandin.** — An argument against the stem pessary or uterine drain tube [*Amer. Gyn. Journ.* Toledo, 1892, p. 438.]

120. **Griffith (G. de G.).** — Acute anteflexion of the uterus, the dislocation occuring from a leap. [*Med. circ. London*, 1864, XXV, p. 311.]

121. **Griffith (W. S. A).** — Notes on a specimen of anteflexion of the uterus. [*British Med. Journ.* 1883, I, p. 158.]

122. **Griggs (A. W).** — A case of anteflexion of the uterus. [*Transact. Georgia Med. Assoc. Atlanta*, 1878, XXIX, p. 138-140.]

123. **Guyot.** — Utérus tordu et antéfléchi. [*Bull. soc. anat.* Paris, 1856, XXI, p. 477.]

124. **Hach (Friedrich).**—Ueber Lage u. Form. der Gebärmulter. [*Dissert. inaug* Dorpat, 1877.]

125. **Halliday Croom.** — The management of anterior aud posterior displacements of the uterus. [*British med. Journ.* 1888, p. 286.]

126. **Hanks.** — The forcible and rapid dilatation of the cervical canal for the cure of anteflexion. [*Tr. M. Soc.* N. Y. Albany 1877, p. 98-112.]

127. **Harrisson (George Tucker).**—Remarks on Anteflexion of the uterus. [*The New-York. med. Journ.* 4 octobre 1890.]

128. **Hartmann.** — Lageveränderung der Gebarmutter. [*St-Petersb. med. Zeitschrift*, 1863, Bd. V, p. 94.]

129. **Haslett (J. C.).** — Antéflexion de l'utérus compliquée de grossesse ; avortement provoqué. Guérison. [*British. Med. J.* 1884, p. 455.]

130. **Hayes.**— Anteflexed uterus. [*Tr. obst. Soc. London*, 1881, XXII, p. 82]

131. **Henkel.** — Neue medicinische und chirurgische Ammerkungen. Berlin 1772.

132. **Hergott.** — Considérations sur la situation normale de l'utérus. [*Thèse* de Strasbourg, 1864.]

133. **Herman.** — On the relation of the Anteflexion of the uterus to dysmenorrhœa. [*British Med. Journ.* 1881, p. 709.]

134. **Herman.** — Des flexions utérines et de leur importance pathologique. [*The Lancet*, 1884, p. 672, 729, 771.]

135. **Hervez de Chégoin.**— *Bull. de l'Acad. de médecine*, 1849. Rapport sur le mémoire de Baud : Déviations et engorgements de l'utérus. Nouveaux moyens pour les guérir. Discussion du rapport. Opinions de Hervez de Chégoin, Gibert, Velpeau, Malgaigne, Moreau, Jobert, Robert, Rochoux, Huguier, Roux, Amussat, Récamier, Fourcault, Paul Dubois.

136. **Hewitt (Grailey).**— A case of acute hysterical vomiting of ten month's duration caused by displacement of the uterus. [*London, Med. Press and circular*, 1880, XXIX, p. 454.]

137. **Hewitt (Grailey).** — The permeability of the cervical canal as affected by presence of flexion of the uterus. [*Ann. Gynæk. Boston*, 1887-8, I, 241-243.]
Id. in *British Med. Journ.*, 1888, p. 461.

138. **Hewitt (Grailey).** — Anteflexion and version of the uterus. Their causes and effects. [*Med. Press et circular. London,* 1888, N. S. XLV, p. 289 ; 315 ; 341 ; 367 ; 395.

139. **Hewitt (Grailey).** — Offensive Leucorrhœa associated with acute anteflexion. [*British Med. Journ. London,* 1891, II, p. 188.]

140. **Hewitt (Grailey.).** — Diseases of women (3ᵉ édition).

141. **Hewitt (Grailey)** et **Silcocq (A.-Q.).** — General and considerable congestive hypertrophy of the uterus with acute anteflexion and presence of an ovarian cyst. [*Americ. Journ. of Obst,* 1883, XVI, p. 854.]

142. **His.** — Ueber Præparate zum situs Viscerum. [*Archiv. f. Anatomie und Phys.; Anatomische Abtheilung,* 1878, p. 77.]

143. **Hodge.** — Diseases peculiar to women. [Philadelphia, 1868.]

144. **Holmes.** — De la ventrofixation dans les extrêmes déplacements antérieurs de l'utérus. [*Journ. of the Amer. Med. Ass.* 1894, p. 229.]

145. **Howitz.** — De l'influence des flexions utérines sur la conception. [In *Revue de Hayem,* 1875, T. VI, p. 535.]

146. **Hueter.** — Die Flexionen der Uterus Monographisch bearbeitet. [Leipzig, 1870.]

147. **Illingworth.** — Discussion à la British Med. Assoc. [*British Medical Journ.,* 11 févr. 1888.]

148. **Ingalls (P.-H.).** — The non surgical treatment of anteflexion. [*New-York, Med. Journ.,* 1886, XLIII, p. 349-352.]

149. **Jackson (A.-R.).** — The intra-uterine stems in the treatment of flexions. [*American Gyn. Society,* 14 sept. 1887.]

150. **Jackson (A.-R.).**— A further contribution to the use of intra-uterine stems in the treatment of flexions with a description of a new instrument. [*North American Practitioner.* Chicago, 1890, II, p. 119-124.]

151. **Jackson (A -R.)** — Anteflexion of the uterus. [*Chicago. Clin. Rev.,* 1892-93, I, p. 1-5.]

152. **Jacobi** (Putnam). — Versions et flexions de l'utérus. [*Americ. Journ., of Obst.* mars 1888.]

153. **Jelks (J.-T.)** — A case of dysmenorrhæa and leucorrhœa produced by anteflexion of the uterus, accompanied by endocervicitis. [*Atlanta Med. et Surg. Journ.,* 1873-74, XL, p. 145.]

154. **Joseph (L.).** — La position réelle de l'utérus. Etude anatomique et gynécologique. [*Zeitschrift für Geburshülfe und Gynækologie,* 1880, V Band, Heft 1. p. 125. — id. in *Revue de Hayem,* XVI, p. 416.]

155 **Joseph (L.).** — Beitrage zur Aetiologie der Uterus Flexionen. [*Berl., Beitrage,* II, 108, 1873.]

156. **Keith (George).** — Cure opératoire de l'antéflexion. [*British Méd. Journ.*, 29 février 1896. — Id. in *Semaine Gyn.*, 1896, p. 79.]

157. **Kellog.** — The correction of uterine displacements by Alexander's operation, with report of twenty cases. [*Transactions of the internat. Med. Congress.*, 1887, T. II, p. 764.]

158. **Kellog.** — Report of 48 cases of Alexander's operation [*Journ. of the Amer. Med. Assoc.*, 1888, p. 793.]

159. **Kissel.** — Etude sur la position de l'utérus chez les enfants [In *répertoire Univers. d'Obst. et Gyn.*, 1891, p. 457.]

160. **Kiwish.** — Neues Instrument zür Behandlung der Inflexionen des Uterus. [*Verh der Ges. f. Gebt.*, 1851, IV, p. 185.]

161. **Klebs.** — Pathologische Anatomie Geschlecht's Organe.

162. **Klob.** — Pathologische Anatomie der weiblichen Sexualorgane. [*Wien.* 1864, S. 54.].

163. **Kolliker.** — Ueber die Lage des weiblichen Geschlechsorgane. [*Centralblatt f. Medic.* Wissenschaft, 1882.]

164. **Kohlrausch.** — Zur Anatomie und Physiologie der Beckenorgane [Leipzig, 1854.]

165. **Kuster (Ernst).** —Zur operativen Behandlung der Stenosen des aüssern und innern Muttermundes. [*Zeitschrift für Geburtshulfe und Gynäkologie*, 1879, IV band, 2 Heft, p. 295.]

166. **Labusquière.** — De la grossesse après l'hystéropexie. [*Annales de Gynécologie*, 1891. XXXVI, p. 123.]

167. **Lacroix.** — Etude sur les déviations de l'utérus à l'état de vacuité. [*Thèse* de Paris, 1876.]

168. **Lala.** — Essai sur les déplacements de l'utérus. [*Thèse de Paris*, 1857.

169. **Langerhaus.** — Ueber 40 sagittal Schnitte durch gefrorene Leichen Neugeborener Madchen [*Archiv. für Gynækol.*, 1878, Bd. XIII, p. 305.]

170. **Laren.** — Etude sur les flexions de l'utérus. [*Thèse* de Montpellier-1878.]

171. **Laroyenne.** — Nouveau traitement de l'antéflexion par l'hystéropexie. [*Annales d'obst. et gyn.* de Paris, 1894, XLII, p. 325.]

172. **Laroyenne.** — Des indications de l'hystéropexie. Simplification de son procédé opératoire. [*Achiv. de tocol. et de gyn.*, 1894, XXI, p. 330-332.]

173. **Laroyenne.** — Nouveau traitement de l'antéflexion utérine par l'hystéropexie abdominale antérieure. [*Congrès de gyn.*, tenu à Bordeaux du 8 au 14 août 1895.]

174. **Lazarewitsch.** — Coup d'œil sur les changements de forme et de position de l'utérus. [Paris, 1862-]

175. **Le Dentu.** — La crête médiane postérieure du corps de l'utérus envisagée comme signe de rétrodéviation. [*Bull. de la Soc. de Chirurgie,* 1895, XXI, p. 214. — Id. in *Bull. Méd.,* 24 mars 1895.]

176. **Le Dentu.** — Sur un signe de la rétroversion et de la rétroflexion de l'utérus. [*Gaz. Méd. de Paris,* 1892, p. 241.]

177. **Lefour.** — Nouveau procédé de contention des tiges intra-utérines. [*Bull. et Mém. de la Soc. obst. et gyn. de Paris,* 1891, p. 149.]

178. **Lefour.** — Tiges intra-utérines, leurs diverses applications en gynécologie, importance du mode de fixation. [*Semaine gynécologique,* 1897, p. 193 et 203.]

179. **Léon.** — Des résultats éloignés de l'hystéropexie abdominale antérieure au point de vue de la grossesse. [*Thèse* de Lyon, 1895.]

180. **Lewis.** — The injurious effects of pessaries. [*Ann. Gyn. et Pæd., Philad.,* 1894-1895, VIII, p. 159]

181. **Liouville.** — Utérus en antéflexion complète. [*Bull. Soc. Anat.* de Paris, 1869, XLIV, 466].

182. **Lisfranc.** — Leçons de Lisfranc, par Pauly, p. 528. [Paris, 1856.].

183. **Lobingier.** — Mechanical influences in pelvic disorders. [*Medical News,* 1892, LX, 62-65.]

184. **Lockhart.** — Artificial dilatation of the non pregnant uterine canal. [*The Americ. Gyn. and Obst. Journ.,* 1896, p. 489.]

185. **Macan (A).** — Traitement rationnel des déviations antérieures et postérieures de l'utérus. [*The Dublin Journ., of Medical Sciences,* 1882, LXXIV, p. 62.

186. **Macberly.** — Abortion due to an incarcered anteflexed utérus. [*British. Med. Journ.,* 1894, I, p. 408.]

187. **Mackenrodt.** — Des causes des situations normales et pathologiques de l'utérus. [*Archiv. F. Gynæk,* XLVIII, 1895 p. 3.]

188. **Mackenrodt.** — Des inconvénients de la vagino-fixation et de la nécessité de substituer à cette opération la vésico-fixation. [*Centralblatt f. Gynæk,* 1895 n° 49. Id. in *Semaine gynécologique.* 1896, p. 7.]

189. **Madden (T.-M.).** — Discussion à la British Méd. Assoc. [*British Med. Journ.* 11 Février 1888.]

190. **Madden (T.-M.).** — The value of the intra-uterine spiral stem. [*The Lancet,* 1890. p. 817.]

191. **Madden (T.-M.).** — Lectures on displacements of the uterus. Anteflexion and anteversion [*Medic. Press. et Circ* 1892, N. S. LIII.]

192. **Maercker.** — *Hufelands Journal Praktischen Heilkunde.* Band XVI, Heft 4, Berlin 1803.

193. **Malgaigne.** — Cas curieux d'inflexion de l'utérus guéri sans traitement. [*Jour. de Méd. et Chir. pratique.* Paris 1830, 2 S, XXI, p. 454-456.]

194. **Malgaigne.** — Maladies de l'utérus. Quelques considérations sur l'anté-version et la rétroflexion [*Gaz. des Hôp.*, Paris 1830. 3 S. II, p. 383.

195. **Manrique.** — Etude sur l'opération d'Alexander, précédée de quelques considérations sur les déplacements de l'utérus [In 4° Paris 1886.]

196. **Manton.** — Intra-uterine stems. Their history, abuse and use. [*Transact. Michigan State Medical Society Détroit* 1889.]]

197. **Martin (Ed.).** — Ueber die Behandlung der Neigungen und die Begungen des Uterus. [*Mon. f. Geb.* XXV, 1865, p. 403.]

198. **Martin (Ed.).** — Ueber Lage und Gestaet des Uterus im Wochenbette. [*Berl. Beitr. zur Gebk, und Gynakol,* I, 1872, p. 97.]

199. **Martin (Ed.).** — De la situation et de la forme normales de l'utérus chez la femme vivante. [*Zeitschrift fur Geburtshulfe und Frauenkrankheiten. 1 Band, 3 Heft* 1876.]

200. **Massey (J.-B.)** — Menorrhalgie et son traitement rationnel. [*The Amer. Gyn. and Obst. Journ.*, Février 1896.]

201. **Maugh's (G.-M.-B.).** — The influence of uterine displacements in producing abortion, dysmenorrhæa, sterility and their treatment. [*Trans. M. Assoc. Missouri. St-Louis,* 1878, 21-39.]

202. **Meadows.** — New intra-uterine stem. [*Obst. Transact.* VIII, p. 135, 1866.]

203. **Mendés de Léon.** — On pessaries. *Amer. J. of Obst.* 1896, p. 215.]

204. **Milander.** — Influence de la ventro-fixation de l'utérus sur la grossesse et l'accouchement. [*Press. Méd.* 1896, n° 8.]

205. **Minard (E.-C.).** — Pathological anteflexion of the uterus. [*Journ. of the Amer. Med. Assoc.* 1891, XVI p. 846-848.]

206. **Morris.** — Practical remarks on stem pessaries. [*Amer J. of Obst.* janvier 1882.]

207. **Mosely (W.).** Notes on the etiology of the uterine anteflexion. [*Trans. of the Amer. Gyn. Society.* 1891, XVI, 536-549.]

208. **Mosher.** — Habits of posture a cause of deformity and displacements of the uterus. [*N. York Journ. of Gyn. et Obst.* 1893, p. 962.]

209. **Mosemann.** — A new intra-uterine stem. [*Amer. J. of Obst.* Octobre 1882.]

210. **Muller.** — De la toux utérine. [*Thèse* de Paris 1887.]

211. **Muller (P.).** — Contribution à l'étiologie de l'antéflexion utérine. [*Corresp. Bl. F. Schweiz Aerlze* 1876, n° 20, p. 602.]

212. **Muller (P.).** — A propos de l'antéflexion. [*Archiv. für Gynäk* 1876. Bd. X. Heft. 1.]

213. **Mundé.** — Traité de petite chirurgie gynécologique. [Traduit par Lauwers.]

214. **Mundé.** — Anteflexion and dysmenorrhœa. [*Internal Clin. Philad.* 1892, 2 S. III, p. 321.]

215. **Mundé.** — Care of pessaries. [*Internat. Clin. Philad.* 1893, p. 230.]

216. **Mundé.** — The present treatment of uterine displacements. [*Amer. J. of Obst.* 1895, XXXII p. 123.]

217. **Neugebauer (F.-L.).** — De l'attention à apporter à l'usage des pessaires. [*Archiv. fur Gynak.* Band XLIII, Heft 3, p. 373.]

218. **Noble (Ch.-P.).** — Influence de la suspension de l'utérus sur la grossesse et l'accouchement [*Americ. Gyn. Society*, 27 mai 1896. — Medical News, 13 Juin 1896.]

219. **Nott (J.-C.).** — Remarks on the operation of J. Marion Sims for dysmenorrhœa depending on anteflexion of uterus. [*Amer. Journ. of Med. Sciences.* 1867, N. S. LIII, 98-104.]

220. **Nourse (F.-P.).** — An original operation for the radical relief of uterine flexions. [*Americ. J. of Obst.*, 1896, p. 60.]

221. **Nowlin (J.-S.).** — Pathology and treatment of uterine displacements. [*The Med. and Surg. Reporter* 1896, p. 547.]

222. **Oliver.** — Sur la flexion et la version de l'utérus. [*The Lancet*, 16 Juillet 1892.]

223. **Pajot.** — De la guérison des déviations utérines par la grossesse. (*Bull. gén. de thérap.* Paris 1880, p. 481.]

224. **Panas.** — Recherches cliniques sur la direction normale de l'utérus chez la femme adulte. [*Archiv. Gén. de Méd.* . 1869, p. 174.]

225. **Penrose (C.-B.).** — Congenital erosion and split of the cervix uteri. [*The Amer. J. of Med. Sciences*, mai 1896.] Id. in *Semaine Gyn.* 1896, p. 159.

226. **Petit (Paul).** — Modification au pessaire intra-utérin de Lefour. [*Bull. et Mém. de la Société Obst. et Gyn*, de Paris 1896, n° 1.]

227. **Petit (Paul).** — Réflexions cliniques et opératoires sur 66 cas de déviations utérines. [*Semaine gynécologique* 1896, p. 233.]

228. **Piachaud.** — Des déviations utérines. [*Thèse* de Paris 1852, n° 76.]

229. **Picard.** — Des inflexions de l'utérus à l'état de vacuité. [*Thèse* de Paris 1862.]

230. **Pichevin.** — Traitement de la sténose cervicale par la discision bilatérale [*Bull. méd.* p. 167.]

231. **Pichevin.** — Antéflexion de l'utérus [*Semaine gynécologique* 1896 p. 200 ; 208.]

232. **Pirogof.** — Anatomia topographica sectionibus per corpus humanum congelatum illustrata. [*Petropoli* 1859. Fasc. III. planche 30. fig. 13.]

233. **Playfair.** — Notes on systematic treatment of nerve prostration and hysteria connected with uterine disease [*The Lancet*, 1881, tome I, p. 857 ; 949.]

234. **Pozzi.** — Traité clinique et opératoire de gynécologie.

235. **Pozzi.** — Nouvelle opération applicable à la sténose congénitale du col de l'utérus. [*Bull. soc. de chirg.* XIX p. 93.]

236. **Priestley.** — Discussion à l'American Gyn. Society 18 sept. 1888. [In *Americ. J. of Obst.* Octobre 1888.]

237. **Quincieu.** — De la columnisation du vagin [*Thèse* de Lyon 1895 et *Semaine Gynécologique* 1896 p. 241, 307, 320, 321.]

238. **Reed.** (**C.A.L.**). — The intra-uterine stem-pessary as an emmenagogue [*Amer. J. of. Obst.* 1887.]

239. **Reed** (**C.A.L.**). — The surgical treatment of anterior displacements of the uterus [*Journ. of the Americ. med. Assoc.* 1892 p. 892.]

240. **Regnier.** — Traitement des déviations utérines par la faradisation [*Gaz. de Gyn.* Paris, 1893 p. 337.]

241. **Regnier.** — Traitement des maladies des femmes par l'électricité [in-8°, Paris, 1896.]

242. **Rémy** (**S.**). — Antéversion et antéflexion de l'utérus gravide ; période d'expulsion. [*Revue méd. de l'Est*, 1870, XXII, 142-144.]

243. **Richet.** — Traité d'anatomie médico-chirurgicale.

244. **Robin.** — Mort par pyométrie consécutive à l'atrésie de l'orifice utérin produite par une pessaire [*Gaz. méd.* de Paris 1885 p. 174.]

245. **Rodgers** (**M.A.**). — Anterior uterine displacements [*Pittsburgh Med. Revue*, 1893, VII, 138-140.]

246. **Roper** (**G.**). — Some clinical remarks on a certain class of cases of anteflexion of the uterus [*British med. J.* 30 nov. 1879.]

247. **Rosebrugh** (**G.G.**). — Forward displacements of the uterus [*Canada Lancet*, Toronto, 1881-2, XIV, 289-291.]

248. **Routh** (**H.F.**). — On the use of intra-uterine stems in uterine diseases. [*Obst. Trans.* XV, 1873, p. 252.]

249. **Routh (H.F.).** — On the treatment of certain forms of uterine flexions not remediable by ordinary measures [*British med. Journ.* 1878, p. 463.]

250. **Roy (G.G.).** — Anteflexion of the uterus and its associated pathological conditions; their prevention; their treatment [*South. Med. Rec.* Atlanta. 1885, XV, 241-247.]

251. **Rudinger.** — Topographisch Anatomie des Menschen [1873.]

252. **Sappey.** — Traité d'anatomie descriptive.

253. **Savage.** — Anatomy of the female pelvic organe. Planche VIII. [London 1874.]

254. **Scanzoni.** —. Beitrag. zur Pathologie der Gebärmutterknickungen [*Beitr.* 1, 1853, S. 40.]

255. **Schrœder.** — Maladies des organes génitaux de la femme [Traduction de Lauwers, 2ᵉ éd. Bruxelles 1830.]

256. **Schrœder.** — Noch ein wort über die normale Lage und die Lageveranderungen der Gebärmutter. [*Arch. fur gynak.* Bd. IX, 1876 p. 68]

257. **Schulte Bockhold.** — Casuistique et étiologie de l'antéflexion de l'utérus [*Thèse* de Würzburg. 1892-93.]

258. **Schultze (B.S.).** — Wandtafeln zur Schwangerschafts und Geburtskunde [Leipzig. 1865, Taf. II et III.]

259. **Schultze (B.S.).** — Ueber Versionen und Flexionen Ut. [*Archiv. für gynak.* IV, 1872, p. 373.]

260. **Schultze (B.S.).** — Ueber die Lageveranderüngen der Gebärmutter [*Volkmann's Sàmmlung.* 50, 1872.]

261. **Schultze (B.S.).** — Ueber die pathologische Anteflexion der Gebärmutter und die Parametritis posterior [*Arch. f. Gynak.* Bd. VIII, 1875, p. 134.]

262. **Schultze (B.S.).** — Zur Keuntniss von der Lage der Eingerveide im Weiblichen Becken [Ebendas p. 262.]

263. **Schultze (B.S.).** — Zur frage von der pathologischen Anteflexion der Gebärmutter [Arch. f. Gyn. IX, 1876.]

264. **Schultze (B.S.).** — Die exacte Ermittelung der Lage der Uterus in der lebenden Frau [*Centralblatt. f. Gynak.*, 1878, nᵒ 11.]

265. **Schultze (B.S.).** — Traité des déviations utérines [Traduit par F. J. Hergott. Paris 1884.]

266. **Schurmann.** — Ueber die Bedentung der Anteflexion für die Gesundheit des weiblichen Organismus [In-8ᵒ. Wurzburg, 1888.]

267. **Schwartz.** — Du traitement des déplacements et des déviations utérines par le raccourcissement des ligaments ronds. [*Rev. de chir.* 1889 p. 831.]

268. **Simpson (James S.).** — General remarks on uterine diagnosis [*Edinb. Monthly journ. of med. sciences.* 1851, p. 455.]

269. **Simpson (J.S.).** — Clinique obstétricale traduite par Chantreuil [Paris 1874.]

270. **Simpson (J.S.).** — *Edinburgh Monthly Journal*, août 1843.

271. **Sims (Marion).** — Surgical treatment of stenosis of the cervix uteri [*Trans. of the Americ. Gyn. Society*, 13 sept. 1878. *In Americ. J. of Obst.* 1878.]

272. **Sims (Marion).** — Notes cliniques sur la chirurgie utérine, dans ses rapports avec le traitement de la stérilité [Traduction de Lhéritier. Paris 1866.]

273. **Sinclair Coghill.** — Traitement mécanique des déplacements et des flexions utérines [*Britsh med. J.*, 1877, p. 624.]

274. **Sinclair Coghill.** — Remarques sur le traitement mécanique des déplacements et des flexions de l'utérus [*British med. Journ.* 1881, p. 387.]

275. **Skene (A.-J.-C.).** — On difformity of the uterus, with special reference to anteflexion. [*Amer. J. of Obst.*, 1874-75, VII, p. 391-413.]

276. **Smith (A.-L.).** — Considérations générales sur les causes des déplacements de l'utérus et leur traitement par l'électricité. [*Amer. J. of Obst.*, 1888, p. 561.]

277. **Smith.** — On the use of intra-uterine stem-pessaries. [*Philad. Med. Times*, 1880, p. 389.]

278. **Société obstétricale de Londres.** — Discussion sur l'antéflexion de l'utérus. [*British Med. Journ.*, 18 janv. 1879.]

279. **Stapfer.** — Kinesithérapie gynécologique. [*Annales de Gynéc.*, 1892, p. 81, 189, 264.]

280. **Strassmann.** — Evolution de la grossesse et de l'accouchement dans les cas où l'utérus a été fixé en avant, soit à la paroi abdominale, soit à la vessie, soit au vagin. [*Centralbl. f. Gyn.*, 1895, n° 49. — *In Presse Med.* 1896, n° 8.]

281. **Stratz.** — De la position normale de l'utérus. [*Zeits. f. Geburtsh.*, XIII, 2 p. 286.]

282. **Studley.** — Contribution au traitement mécanique des versions et des flexions de l'utérus. [*Amer. J. of. Obst.*, 1879, XII, p. 39.]

283. **Suczincki** — Anteflexio Uteri, ihre Ursache und ihre Behandlung. [In-8° Würsburg, 1888.]

284. **Swift** (**J.-B.**). Observations on antéflexion of the uterus. [*Boston Med. J.* 1891, CXXIV, p. 504-506.]

285. **Symington**. — The anatomy of the Child. [1887.]

286. **Talbot**. — Sterility and dysmenorrhæa caused by flexions and their treatment. [*Amer. J. of Obst.*, 1890, XXIII, 37-45.]

287. **Talbot**. — A new intra-uterine stem with remarks and cases, [*N. York Journ. of Gyn. et Obst.*, 1892, p. 107.]

288. **Targhetta**. — Des déviations de l'utérus, leurs moyens curatifs; la méthode d'Alquié Alexander. [*Thèse* de Paris, 1892-93.]

289. **Taylor**. — Un cas d'antéversion et d'antéflexion très prononcée de l'utérus observé à la fin de la grossesse. [*Transact. of the Americ. Gyn. Soc.*, 1878, p. 363.]

290. **Testut**. — Sur la position normale de l'utérus. [*Soc. anat. de Paris*, juin 1894.]

291. **Thiriar**. — Procédé opératoire pour guérir les flexions utérines. *Cunéi-hystérectomie*. [*Annales de Gyn.*, 1892, XXVIII, p. 261-263.]

292. **Thomas** (**T.-G.**). — Double antéflexion; prolapsus de l'ovaire. [*Philad. Med. Times*, 20 juillet 1878.]

293. **Thomas** (**T.-G.**). — Antéflexion following abortion. [*Medical Record*, 1878, XIII, p. 383.]

294. **Thomas** (**T.-G.**). — Aggravated anteflexion. [*New York Med. J.*, 1880, XXXI, p. 499-503.]

295. **Thomas** (**T.-G.**). — Anteflexion of the uterus; its etiology varieties, pathology, diagnosis. prognosis and treatment. [*Trans. Am. Gynec. Soc. Phil.*, 1888, XIII, p. 142-170; id. in *Americ. J. of Obst.*, octobre 1888.]

296. **Tillaux**. — Traité d'anatomie topographique avec applications à la chirurgie.

297. **Trélat**. — Fibrome interstitiel de l'utérus. Antéflexion et métrite purulente. [*Gaz. des Hôp.*, 1887, p. 541.]

298. **Tripet**. — Observation de fibro-myome sous-péritonéal pris pour une antéflexion utérine. [*Journal de Méd.* de Paris, 1888, p. 711.]

299. **Tripier** (**A.**). — Lésions de forme et de situation de l'utérus; leurs rapports avec les affections nerveuses de la femme et leur traitement. [In-8°, Paris, 1874.]

300. **Tripier** (**A.**). — Des déplacements de l'utérus à l'état de vacuité. Histoire et traitement. [*Ann. Soc. de Med. de Gand*, 1871, XLIX, p. 229-362.]

301. **Truesdale**. — Some considerations regarding to the etiology and pathology of uterine displacements. [*Trans. Illinois Med. Soc. Chicago*, 1889, p. 255.]

302. **Tschaussow** (*de Varsovie*). — Ueber die Lage des uterus. [In anatom. Anzeiger, 1887.]

303. **Ubbo Richter.**—Guérison de la stérilité due à l'antéflexion de l'utérus. [*Centralb. fur Gyn.*, 1881, nº 4]

304. **Upshur (J.-N.).** An obscure case of nervous trouble traced to anteflexio uteri; posterior section of the cervix; cure. [*Virginia Med. Month.* Richmond, 1876, III, p. 425-428.]

305. **Valleix.** — Guide du médecin praticien, T. 5. [5e éd., 1866.)

306. **Valleix.** — Des déviations utérines [1852.]

307. **Vanderhagen.**— Etiologie, pathogénie et traitement des rétrodéviations utérines. [*Thèse* de Paris, 1894.]

308. **Vanderpœl.**— Is anteflexion of the uterus without leucorrhœa or engorgement and ulceration a pathological state requiring special treatment? [*Americ. Med. Times*, 1863, VII, p. 179.]

309. **Van de Warker (Ely).**— The treatment of anteflexions of the uterus. [*N. York Med. J.*, 1876., XXIII, p. 561-572.]

310. **Van de Warker.**— Normal movements of the unimpregnated uterus. [*N. York Med. J.*, mai 1875.]

311. **Van de Warker.**— Sur le pessaire à tige intra-utérine appliqué au traitement des flexions de l'utérus. [*Trans. of the Amer. Gyn. Society* 1874, p. 214.]

312. **Van de Warker.** — De la position normale et des mouvements de l'utérus non gravide. [*Americ. J. of Obst.*, 1878, XI, p. 314, 528.]

313. **Van de Warker.** — Des symptômes des versions et des flexions de l'utérus. [*Trans. of the Amer. Gyn. Soc.*, 1879, p. 334.]

314. **Vedeler.** — Petite statistique sur les déviations de l'utérus. [*Archiv. für Gynäk.* 1882, Band XIX, Heft 2.]

315. **Velpeau.** — Sur la flexion utérine [*Gaz. des Hôp.*, juillet 1845.]

316. **Verneuil.**— L'antéflexion de l'utérus est un état normal chez tous les fœtus. [*Bull. Soc. Anat. de Paris*, 1852, XXVII, p. 250.]

317. **Verneuil.**— Rapport à la Société de Chirurgie sur la thèse de M. Boullard, 1854.

318. **Verrier (E.)** — Appareil pour la réduction instantanée des déviations utérines. [*Gaz. de Gyn. de Paris*, 1877, II, p. 219-221.]

319. **Verrier (E.).**— Diagnostic et traitement de l'antéflexion utérine. [*France méd.*, 1892, p. 721.]

320. **Vierow.** — Traitement mécanique de la dysménorrhée, suite d'antéflexion utérine par la méthode de Thure-Brandt. [*Centralbl. f. Gyn.*, 27 déc. 1891.]

321. **Virchow.** — Verhandlung der Gesellschaft für Geburtshülfe. [Berlin 1851.]

322. **Vitrac (Junior).** — Drainage de l'utérus. Procédés les plus usuels ; description d'un procédé nouveau. [*Thèse* de Bordeaux, 1895.]

323. **Vrobleski.** — Hystéralgie rebelle. Antéflexion, hémorragies répétées. Hystérectomie. [*Union méd.*, 18 oct. 1888.]

324. **Vulliet et Lutaud.** — Leçons de gynécologie opératoire. [Paris, 1890.]

325. **Waldeyer.** — Die Lage der inneren weiblichen Bechenorgane. [In Anat. Anzeiger, 1886.]

326. **Wallace. (Y.).** — Discussion à la British med. Assoc. [*British Méd. J.*, 11 février 1888.]

327. **Ward.** — Surgical treatment of uterine flexions. [*Journ. of the Americ-med. Assoc.*, 1893, XXI, p. 333].

328. **Weir (Aveling).** — Spring intra-uterine stem. *Obs. transact.*, 1866, VIII, p. 218.]

329. **Wessendorf.** — Die Anteflexio Uteri. [In-8° Gryphiæ, 1865.]

330. **White (Ch. Bell.).** — Surgical treatment of Anteflexion of the uterus. [*N.-York, med. J.*, 1894, XLVI, p. 798.]

331. **Williams (A. W.).** — Sterility due to Anteflexion of the uterus, treated by stem and shield. [*The Lancet*, 1881, I, p. 290.

332. **Williams (A. W.).** — On the relations between congestion of the uterus and flexion of the organ. [*Obs. transact.* 1874, XV, p. 203.]

333. **Wilson (H. P. C.).** — Division of the cervix backward in some forms of Anteflexion of the uterus, with dysmenorrhœa and sterility. [*Trans of the Americ. gyn. Society*, 1887, XI, p. 60-85.]

334. **Wing (C. E.).** — Some points regarding the diagnosis of uterine anteflexions and anteversions. [*Boston Med. et Surg. Journal*, 1882, CVI p. 121.]

335. **Winkel.** — Die Behandlung der Flexionen des Uterus mit. intra-uterine Elevatoren. [Berlin, 1872.]

336. **Woodward (Harriet A.).** — Uterine Anteflexion. [*Med. Am. Albany* 1880, I, p. 69.]

337. **Wylie (W. G.).** — Anteflexion of the Uterus; its etiology and associated pathological conditions. [*Americ. Journ. of Obst.*, 1883, XVI, p. 629 897 et 1884, XVII, p. 1261.]

TABLE DES MATIÈRES

Pages

Introduction VII
Anatomie : *A.* — L'utérus est dans l'axe 2
B. — L'utérus est en antéversion 6
C. — L'utérus est en rétroversion 9
Définition 13
Anatomie Pathologique : Classification 15
Siège de la flexion 17
Angle de flexion 18
Perméabilité du canal 18
Consistance de l'utérus 20
Dimensions de l'utérus et de ses portions.. 21
Lésions concomitantes 22
Formes rares 24
Etiologie. — Pathogénie : Etiologie générale 25
Causes utérines 32
Causes péri-utérines 34
Symptomatologie : Dysménorrhée 39
Stérilité 44
Symptômes de voisinage 47
Symptômes généraux 47
Evolution 50
Pronostic 51
Complications 52
L'antéflexion considérée au point de vue de ses rapports avec la grossesse et l'accouchement : 54
A. — Influence de la grossesse sur l'antéflexion 54
B. — Influence de l'antéflexion sur la grossesse et l'accouchement 55
Diagnostic : Diagnostic de l'antéflexion 63
Diagnostic différentiel 69

TRAITEMENT

Préliminaires 77
Redressement de l'utérus et son maintien a l'aide de ceintures hypogastriques et de pessaires : 83
A. — *Redressement manuel* 83
B. — *Réduction instrumentale* 84
Ceintures hypogastriques 86
Pessaires vaginaux 86

Pages

DILATATION ET THÉRAPEUTIQUE INTRA-UTÉRINE : 95
Dilatation extemporanée graduelle 95
Dilatation extemporanée rapide 97
Dilatation lente et progressive 98
PESSAIRES INTRA-UTÉRINS 103
TRAITEMENT DE L'ANTÉFLEXION PAR LE MASSAGE ET L'ÉLECTRICITÉ :
A. — *Massage de Thure-Brandt* 133
B. — *Electricité* 133
C. — *Electricité combinée avec le massage* 134
OPÉRATIONS : I. — *Incision cruciale de l'orifice externe* 136
II. — *Opération de Simpson* 137
III. — *Opération de Sims* 138
IV. — *Opération de Küster* 142
V. — *Opération de Pozzi* 143
VI. — *Opération de Schrœder* 145
VII. — *Opération de Nourse* 146
VIII. — *Opération d'Abbot* 147
IX. — *Opération de Thiriar* 148
X. — *Opération de Reed* 150
XI. — *Opération de Dudley* 151
XII. — *Opération de Doléris* 156
XIII. — *Hystéropexie abdominale* 157
XIV. — *Hystéropexie vaginale* 161
XV. — *Opération d'Alexander* 162
DISCUSSION THÉRAPEUTIQUE 164
CONCLUSIONS 172
INDEX BIBLIOGRAPHIQUE 175

www.ingramcontent.com/pod-product-compliance
Ingram Content Group UK Ltd.
Pitfield, Milton Keynes, MK11 3LW, UK
UKHW020453200726
13857UKWH00002B/695